Du bist so wertvoll, Mama!

Mit 5-Minuten-Achtsamkeitsübungen für jeden Tag und Selbstfürsorge zu mehr Entspannung, Gelassenheit und innerer Zufriedenheit im Familienalltag

Ariane Habel

Inhaltsverzeichnis

Vorwort

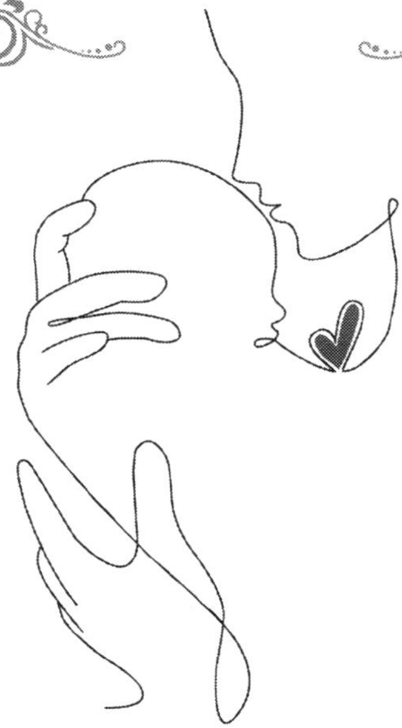

Über neun Monate hinweg hast du dir vorgestellt, wie es wohl sein wird, wenn du endlich dein Baby in den Armen halten wirst. Vielleicht hast du als Kind mit

Puppen gespielt, sie liebevoll versorgt und davon geträumt, eines Tages Mama zu sein. Du hast möglicherweise viel über die erste Zeit mit Baby gelesen und dich bei Verwandten, Freunden oder mittels Bücher, Zeitschriften und Blogartikel informiert. Eigentlich fühlst du dich vorbereitet und kannst es kaum abwarten, endlich dein kleines großes Wunder in den Armen zu halten.

Wie sagt man doch so schön? Der Tag der Geburt ist das einzige Blind Date, bei dem du dir sicher sein kannst, die Liebe deines Lebens kennenzulernen. Genau so ist es! Kannst du dich noch an den Tag der Geburt erinnern?

Erinnerst du dich an die gemischten Gefühle aus Angst, Unsicherheit, Freude und Erleichterung? Auf einen Schlag ändert sich dein ganzes Leben, und das kleine Baby, das du über neun Monate hinweg in deinem Bauch, unter deinem Herzen, getragen hast, liegt auf einmal in deinen Armen und hat sich direkt den größten Platz in deinem Leben erobert. Mütter tragen ihre Kinder nicht nur für neun Monate unter ihrem Herzen, sondern nach der Geburt ein ganzes Leben lang in ihrem Herzen.

Nie hättest du gedacht, dass du so stark und so bedingungslos lieben kannst, doch auf einmal sehen dich die kleinen Äuglein an und die kleinen Händchen greifen nach dir. Der sanfte Atem deines Babys klingt wie Musik in deinen Ohren, und sein Geruch wird zu deiner neuen Droge. Du möchtest alles in deiner Macht Stehende tun, um deinem Kind das schönste und beste Leben zu schenken. Wenn du könntest, würdest du für dein Kind die Sterne vom Himmel holen, und am liebsten würdest du alles dafür tun, um ihm jeden Schmerz, jedes negative Gefühl und jede unangenehme Erfahrung zu ersparen. Dein Kind steht für dich ganz klar an erster Stelle.

Diese Einstellung, die sich bei Müttern erkennen lässt, ist an sich nicht verkehrt. Dein Baby kommt aus dem sicheren, warmen und geschützten Bauch in eine vollkommen fremde und neue Welt. Auf einmal sind die Geräusche sehr viel lauter, es nimmt Gerüche wahr und trifft jeden Tag aufs Neue auf unterschiedlichste Eindrücke und Reize. Das stellt für Babys sowie Kleinkinder eine große Herausforderung dar. Halt finden sie dabei bei dir – in der Wärme deiner Umarmung, der Liebe deiner Worte und deiner Streicheleinheiten, in deinem Herzschlag und deiner Fürsorge. Du bist der wichtige Anker, an dem sich dein Kind orientieren kann, wenn es ins kalte Wasser springt.

Du trägst, gemeinsam mit deinem Partner, die Verantwortung für dein Kind, was dich natürlich dazu veranlasst, es ganz oben auf die Liste deiner Prioritäten zu setzen. Dein kleiner Schatz kommt für dich immer an allererster Stelle. An dieser Einstellung ist nichts falsch. Schließlich trägst du als Mutter nicht mehr nur die Verantwortung für dich selbst, sondern auch für den kleinen Menschen, der dich „Mama“ nennt. Ihr teilt euch nun den ersten Platz auf der Liste deiner Prioritäten – das wäre zumindest ideal. Doch viele Mütter neigen in diesem Zusammenhang dazu, den ersten Platz vollkommen an ihr Kind abzutreten. Einige gehen sogar so weit, dass sie sich auf den letzten Platz ihrer Prioritätenliste setzen. Das führt oft dazu, dass sie kaum mehr auf sich selbst achten.

Mütter haben von Natur aus einen Hang zur Selbstaufgabe und stellen sich somit häufig hinten an. Sie gehen unaufmerksam mit sich selbst um und kleben ihren Wünschen und Bedürfnissen ein Klebeband auf den Mund, verbannen sie in die hinterste Ecke und hoffen, dass sie sich, nach dem Motto „Aus den Augen, aus dem Sinn“, nicht mehr bemerkbar machen.

Doch dabei wird gerne das Unterbewusstsein vergessen. Denn selbst wenn du dich nicht mit deinen Wünschen und Bedürfnissen siehst, weiß dein Unterbewusstsein sehr genau, dass auch du diese Bedürfnisse und Wünsche hast. Die Folgen der mangelnden Achtsamkeit, die du dir selbst nicht schenkst, bekommst du somit auf bestimmte Weise zu spüren. Stress und Druck ziehen in dein Leben ein. Gefolgt werden sie dabei von zwei weiteren unangenehmen Gästen – den Schuldgefühlen und den Selbstzweifeln. Dazu gesellt sich zu allem Überfluss die sogenannte Mom Guilt, die als fiese kleine Gestalt auf deiner Schulter sitzt und nur darauf wartet, dir gehässig in dein Ohr zu flüstern, was für eine schlechte Rabenmutter du seist.

Bei der „Mom-Guilt“ handelt es sich um die Schuldgefühle, die Mütter verspüren, ganz egal was sie machen. Sie fühlen sich schuldig, wenn sie sich Zeit für sich nehmen, wenn sie sich keine Momente der Ruhe gönnen, oder wenn sie sich ein Shirt kaufen, ohne etwas für ihre Kinder im Bekleidungsgeschäft mitzunehmen. Diese andauernden Schuldgefühle sitzen wie ein Floh im Ohr und hören nicht auf, den Müttern einreden zu wollen, nicht gut genug zu sein.

Natürlich kommt die Zeit für dich in deinem neuen Leben als Mama etwas kürzer, als dies zuvor der Fall war. Deine kleine Familie hat Zuwachs bekommen, und es ist vollkommen normal, dass es ein bisschen Zeit braucht, bis ihr euch alle aufeinander eingespielt und einen Rhythmus gefunden habt. Doch viele Mütter gewöhnen sich an diese immer kürzer werdende „Me-time" und finden irgendwann nicht mehr aus diesem Teufelskreis heraus: Das heißt, du nimmst dir immer weniger Zeit für dich, beachtest deine Wünsche und Bedürfnisse nicht mehr und setzt dich somit ständig und vollkommen selbstverständlich, ohne mit der Wimper zu zucken, an die letzte Stelle.

Doch was bedeutet es überhaupt, Mama zu sein? Bedeutet es, dass du dich selbst immer wieder zurücknehmen musst? Heißt es, dass du dir keine Zeit mehr für dich nehmen darfst? Ist das Dasein als Mutter damit gleichzusetzen, dass sich in Zukunft alles nur noch um dein Kind dreht?

Eine Sache, die vielen Müttern schwerfällt, ist, sich selbst die Liebe zu schenken, die sie für ihr Kind empfinden. Sie fühlen den Drang, sich selbst bestätigen zu müssen, dass sie ihr Kind unendlich lieben, wenn sie sich einmal selbst etwas gönnen und statt den vier Shirts für das Kind nur zwei Shirts und dafür noch etwas für sich selbst kaufen.

Das Leben als Mama bedeutet, eine Liebe zu spüren, die du dir in deinen schönsten Träumen nicht hättest ausmalen können. Mutter zu sein heißt, alles in deiner Macht Stehende zu tun, um deinem Kind ein schönes Leben zu ermöglichen und strahlende Augen und ein breites Lächeln auf sein Gesicht zu zaubern. Mama zu sein bedeutet, sich auf ein lebenslanges Abenteuer zu begeben und jeden Tag neue Dinge zu erfahren, zu lernen und zu erleben. Das Dasein als Mutter ist eine wundervolle und einzigartige Reise, die dein größtes Glück ist, gleichzeitig aber nicht deinen kompletten Lebensinhalt darstellen muss.

Du kannst also dein Kind unendlich lieben und dein Muttersein als das wundervollste Geschenk der Welt empfinden und dich dennoch um dich kümmern und dir bedingungslose Liebe schenken. Du darfst dir Zeit für dich nehmen, um so neue Kraft zu tanken, Stress zu mindern und am Ende die Zeit mit deinem Kind noch intensiver genießen zu können. Du darfst auf dich achten und deinem Kind somit ein gutes Vorbild bezüglich Achtsamkeit und Selbstliebe sein. Du darfst dir den ersten Platz auf deiner Liste der Prioritäten mit deinem Kind teilen, ohne dich an die letzte Stelle zu setzen. Du darfst dich sehen, dich spüren und deine Wünsche und Bedürfnisse wahrnehmen und erfüllen.

Ja, das Dasein als Mutter ist für dich das größte Glück der Welt. Doch manchmal macht sich vielleicht ein nicht sonderlich angenehmes Gefühl in dir breit: An einigen Tagen kannst du es gar nicht abwarten, dein Kind endlich ins Bett bringen zu können, um dir ein bisschen Zeit für dich zu nehmen. Das endet in der Regel darin, dass du im Bett liegst und dich von Schuldgefühlen plagen lässt, die dich darauf hinweisen, dass du die Zeit mit deinem Kind genießen und nicht darauf warten solltest, dass es endlich ins Bett geht. Die Gedanken spielen verrückt, und du hast Angst davor, die

Kontrolle verloren zu haben. Dies stellt eine völlig normale, aber sehr nervige und belastende Situation für Mütter dar.

Zudem mag dieser Umstand in dir den dir wahrscheinlich sehr bekannten Gedanken hervorrufen, eine schreckliche Mutter zu sein – einen Gedanken, den sich deine Schuldgefühle, Selbstzweifel und natürlich ebenfalls die Mom Guilt als Steilvorlage nicht entgehen lassen.

Die Frage, die sich in diesem Zusammenhang nun stellt, ist, wie du dein Muttersein wirklich genießen und allgemein viel Stress und Druck aus deinem Leben nehmen kannst.

Im Grunde genommen klingt die Antwort auf diese Frage in der Theorie sehr leicht und unkompliziert. Denn grundsätzlich reicht es aus, dein Leben etwas entspannter zu gestalten und mehr auf dich als Mensch mit deinen Gefühlen, Wünschen und Bedürfnissen zu achten. Da dies jedoch, wie gesagt, leichter gesagt als getan ist, hältst du wahrscheinlich gerade dieses Buch in deinen Händen. Und das ist gut so!

Hier wirst du mehr darüber erfahren, wieso es dir so schwerfällt, auf dich zu achten, zu entspannen und das Dasein als Mama in vollen Zügen zu genießen. Du kommst dem Stress und seinen Folgen auf die Spur und merkst, wie viel Einfluss die Erwartungen der Gesellschaft unterbewusst auf dich, deine Gedanken, dein Selbstbild sowie dein Handeln haben. Anschließend lernst du, wie du nach und nach immer mehr Achtsamkeit in dein Leben integrierst und somit zu mehr Entspannung, Selbstliebe und zu einem gesünderen Selbstwertgefühl findest. Dieses Buch nimmt dich mit auf eine spannende Reise zu dir selbst, die dir die Augen öffnen wird, und hilft dir dabei, endlich das Leben zu leben, das du leben möchtest – ein Leben als Frau und Mama, ein Leben, in dem sowohl dein Kind als auch du die Hauptrolle spielen. Denn auf der Bühne in deinem Leben ist Platz für dich und für dein Kind. Genauso wie in deinem Herzen ausreichend Platz für die Liebe ist, die du deinem Kind, aber auch dir selbst schenken darfst.

Nur eine Mama, die auf sich selbst achtet, kann ihrem Kind ein Vorbild bezüglich Achtsamkeit und Selbstliebe sein und ihm dabei helfen, diese beiden wesentlichen Grundbausteine bereits von klein auf zu lernen. Hilf deinem Kind dabei, Achtsamkeit sich selbst gegenüber als Selbstverständlichkeit anzusehen. Und schaffe zugleich die Rahmenbedingungen für dich und deine ganze Familie, um dein Dasein als Mutter sowie dein Dasein als Frau genießen zu können.

Eine einzige goldene Regel, die dein Leben auf einen Schlag verbessert, wirst du in diesem Buch nicht finden. Vielmehr bekommst du ein paar wirklich interessante und hilfreiche Tipps, Tricks und Übungsvorschläge an die Hand, um dir nach und nach die Kontrolle über dein Leben zurückzuholen. Befreie dich von deinen Selbstzweifeln und Selbstvorwürfen und zeige der Mom Guilt, wer in deinem Leben das Sagen hat. Vertraue auf dich und auf deine Intuition. Du bist für dein Kind ohnehin die beste Mama, die es sich nur wünschen kann. Werde dir darüber bewusst, dass du in den Augen deines Kindes perfekt und einzigartig bist. Du bist eine einzigartige Frau, die es verdient hat, achtsam und liebevoll mit sich selbst umzugehen.

Lass dir deine Intuition, die dich darauf hinweist, dass du mal wieder ein bisschen Zeit für dich brauchst, um deine Batterie wieder aufladen zu können, nicht von der Mom Guilt zunichtemachen. Du weißt tief in dir drinnen, was das Beste für dich und für deine Kinder ist. Finde zurück zu diesem Vertrauen. Lerne, deiner Intuition zu folgen, und löse dich von bestimmten Erwartungen, von Druck und Stress.

Sage Ja zu dir, zur Entspannung, zur Achtsamkeit und zu einem sehr viel stressfreieren Leben, in dem dein Kind für dich dein Superstar sein darf, in dem aber auch du auf dem roten Teppich strahlen und als Hauptperson glänzen darfst.

Aus Gründen der besseren Lesbarkeit werden in diesem Ratgeber teils lediglich männliche Formen verwendet, die jedoch für alle Geschlechter gelten sollen.

Was erwartet die Gesellschaft von einer Mutter?

Du hast es gewagt! Du bist den ersten wichtigen Schritt gegangen und hast dich dazu entschieden, die Reise zu mehr Achtsamkeit anzutreten. Rufe dir in diesem Zusammenhang immer wieder in Erinnerung, dass du in kleinen und beständigen Schritten an dein Ziel kommst und dich nicht selbst unter noch mehr Stress und Druck setzen solltest, als du sowieso schon hast, indem du zu viel von dir verlangst.

Denn in deinem Leben herrschen vermutlich schon viel Stress und Druck, die manchmal einen dicken Kloß hervorrufen, der sich in deinem Hals bemerkbar macht, und ebenso die Verantwortung für das drückende Gefühl in deiner Magengegend tragen.

Wie schön wäre es, wenn du ohne Stress die Zeit mit deinem Kind genießen könntest?

Wie toll wäre es, wenn du deine Ich-Zeit genießen könntest, ohne dass die Mom Guilt und die Schuldgefühle ständig ihren Senf dazugeben?

Wie angenehm wäre es, wenn du dich nicht ständig unter Druck gesetzt fühlen würdest und das Gefühl hättest, bestimmten Anforderungen entsprechen zu müssen?

Das kleine Wörtchen „wenn" hat allerdings ein sehr großes Gewicht und ist unter anderem dafür verantwortlich, dass du dich mit so viel Stress und Druck überhaupt auseinandersetzen musst. Dasselbe trifft auf das Wort „man" zu, das ebenfalls eine sehr große Bedeutung hat und somit für einen sehr großen Teil deiner Stressgefühle verantwortlich ist. Sehen wir uns also diese beiden Wörter einmal etwas genauer an.

„Wenn": Wie oft nimmst du dieses Wort in den Mund? Wie oft dominiert dieses kleine und auf den ersten Blick vielleicht unscheinbare Wort deine Gedanken? Wie oft malst du dir Szenarien vor deinem inneren Auge aus und stellst dir vor, wie bestimmte Situationen wären, WENN du anders denken, handeln oder mit den jeweiligen Umständen umgehen würdest? Diese Ungewissheit, die das Wort „wenn" mit sich bringt, weil du nur vermuten kannst und nicht genau weißt, was passieren würde, führt zu Stress.

Mit dem Wort „man“ gestaltet es sich, wie schon gesagt, ähnlich. Wie oft hörst du das Wort „man“? Wie häufig hast du das Wort vielleicht selbst in den Mund genommen? Weißt du eigentlich, was genau hinter diesem Wort steckt?

„Man“: Interessant an diesem kurzen Wort ist die Tatsache, dass es vor allem dann seinen Einsatz findet, wenn es um Anforderungen und Erwartungen der Gesellschaft geht, in diesem Fall um Aspekte, die dich als Mutter sehr stark beeinflussen, wenngleich du dir dieses Umstandes vielleicht nicht wirklich bewusst bist. Durch die Tatsache, dass du in einer Gesellschaft aufgewachsen bist, in welcher bestimmte Erwartungen herrschen, haben sich diese in deinem Unterbewusstsein verankert. Dort haben sie sich anschließend zu der fiesen kleinen Stimme der Mom Guilt sowie zu den Selbstzweifeln und Schuldgefühlen geformt, die das Entwickeln einer gesunden Selbstliebe zu einem Ding der Unmöglichkeit werden lassen.

Das macht man so als gute Mama.
Das macht man nicht als gute Mutter.
Das macht man eben so.
Etc.

Wie oft hast du diese Sätze schon gehört oder zu dir selbst gesagt? Wie oft sind sie dafür verantwortlich gewesen, dass du dich schlecht fühlst, weil du durch sie das Gefühl bekommst, eine schlechte Mutter zu sein?

Wer sagt, wann du eine gute Mama bist? Wer bestimmt, was richtig und was falsch ist? Wer bewertet, welches Verhalten angemessen und welches unangemessen ist? Wer legt fest, wie viel Ich-Zeit du dir nehmen darfst und wie viel Zeit du mit deinen Kindern verbringen solltest?

Im ersten Moment mag deine Antwort auf diese Frage „ich" lauten. Halte nun für einen Moment inne und reflektiere deine Antwort noch einmal. Handelst du wirklich nach deinen persönlichen Wünschen und Erwartungen oder erfüllst du schlicht und ergreifend die Ansprüche, die die Gesellschaft an die ideale Mutter stellt?

Versuche einmal, das Wort „man" in den obigen Sätzen durch „ich" zu ersetzen. Durch diese kleine, aber feine Änderung verändert sich das passive Gefühl der jeweiligen Sätze zu persönlichen aktiven Aussagen, mit denen du dich identifizieren kannst. Wir sind inzwischen so sehr an das verallgemeinernde Wort „man" gewöhnt, dass wir wie Roboter handeln und solche Sätze manchmal gar nicht mehr weiter hinterfragen.

Wie fühlt es sich für dich an, wenn du die Sätze auf dich beziehst und statt „man" nun „ich" verwendest? Kannst du dich mit den jeweiligen Anforderungen und Erwartungen immer noch identifizieren? Es ist wichtig, dass du ganz offen und ehrlich mit dir selbst bist. Denn nur so kannst du für dich herausfinden, ob du versuchst, den Erwartungen der Gesellschaft zu entsprechen, oder ob dein Handeln wirklich auf deinen persönlichen Wünschen und Bedürfnissen basiert.

Wer sagt, dass du den Abwasch direkt nach dem Essen machen musst?

Wer sagt, dass du die Wäsche jeden Tag machen musst?

Wer sagt, dass du deine Wohnung immer komplett wischen musst?

Die Gesellschaft! Durch das vollkommen veraltete Idealbild der Frau und Mutter, das impliziert, dass die Aufgabe einer Frau darin besteht, sich ausschließlich um die Kinder und den Haushalt zu kümmern und sich vollkommen für das Wohl und das Glück ihrer Familie aufzugeben, dominiert unterbewusst immer noch sehr viele Frauen im Alltag.

Du hast also eventuell das Gefühl, einem bestimmten Bild gerecht werden zu müssen, und fühlst dich aus diesem Grund schlecht, wenn du etwas nicht oder anders machst als andere Frauen. Für mehr Achtsamkeit und Entspannung ist es für dich unerlässlich, dich von diesen Erwartungen zu lösen und dir darüber bewusst zu werden, dass du dein Leben so leben darfst, wie du möchtest. Es gibt nicht die eine perfekte Mutter, sondern das Dasein als Mutter ist so vielseitig, dass jede von ihnen ihre Rolle anders interpretiert und ihren persönlichen Rhythmus für sich findet.

Gibt es die perfekte Mutter überhaupt?

Welche Vorstellung genau ist schuld daran, dass du dich so sehr unter Druck setzt? Mit welchem Bild vergleichst du dich, wenn du in den Spiegel siehst und zulässt, dass die Schuldgefühle und die Selbstzweifel die Kontrolle über dein Leben übernehmen?

Selbst wenn du kein klares Bild vor deinem Auge siehst, wirst du feststellen können, dass du dich mit einem Ideal vergleichst, das sich tief in deinem Unterbewusstsein befindet. Über viele Jahrtausende hinweg galten die Rollen zwischen Frauen und Männern als ganz klar verteilt. Während der Vater als Familienoberhaupt dafür verantwortlich war, für Nahrung zu sorgen beziehungsweise das Geld zu verdienen, bestand die Aufgabe der Mutter darin, sich um die Kindererziehung und den Haushalt zu kümmern. Sie hielt ihrem Mann sozusagen den Rücken frei und sorgte dafür, dass er sich um nichts anderes kümmern musste als um seine Arbeit.

Dieses längst veraltete Bild der Rolle der Frau mag zwar inzwischen in der modernen Zeit, in welcher wir leben, nicht mehr aktuell sein, dennoch ist es in dem Unterbewusstsein der meisten Menschen immer noch fest verankert.

Um verstehen zu können, wieso sich dieses veraltete Idealbild der Frau weiterhin in so vielen Köpfen befindet und somit bei vielen Müttern als Grundlage für Selbstzweifel und Selbstvorwürfe dient, sehen wir uns dieses nachfolgend detaillierter an.

Nach dieser Vorstellung soll die Frau kurz gesagt nicht nur die Kindererziehung und den Haushalt übernehmen und es dem Mann überlassen, das Geld zu verdienen, sondern um all dies machen zu können, soll sie dazu bereit sein, sich selbst an die letzte Stelle zu setzen und sich vollkommen aufzugeben. Sie lebt quasi nicht für sich, sondern für ihre Kinder und für ihre Familie. Sie begibt sich damit in die Rolle der sich aufopfernden Mutter und stellt alle anderen Familienmitglieder an die oberste Stelle.

Dieses Idealbild der Mutter kann dazu führen, dass sich Mütter heutzutage schuldig fühlen, wenn sie mit dem Gedanken spielen, sich selbst an die erste Stelle zu setzen und sich um sich zu kümmern oder sich etwas Gutes zu tun. Die Schuldgefühle warten förmlich nur darauf, dass sich in dir der Wunsch nach etwas Ich-Zeit ohne Kinder bildet, um dich im Anschluss bombardieren und in den Boden stampfen zu können.

Wie bereits erwähnt wurde, handelt es sich bei diesem Idealbild der Mutter und Frau um eine vollkommen veraltete Vorstellung, die bei weitem nicht mehr modern ist und sich zudem alles andere als positiv auf die mentale und körperliche Gesundheit von Frauen auswirkt.

Aus diesem Grund versuchen sich viele Menschen an neueren Frauenbildern zu orientieren und suchen demnach Halt in den sozialen Medien sowie in Zeitschriften und Fernsehsendungen. Doch so fortgeschritten diese Medien auch angeben zu sein – sogar sie stellen Frauen oftmals in einem vollkommen falschen und unrealistischen Licht dar und tragen somit ebenso dazu bei, dass sich ein Idealbild in den Köpfen der Frauen bildet, mit welchem sie sich messen und gegen welches sie eigentlich nur verlieren können.

Du kennst sie bestimmt auch – die Karrierefrau als Titelbild in einer Zeitschrift, die dir mit ihrem perfekten Zahnpastalächeln entgegengrinst, während ihr absolut stylishes Outfit ihrem einwandfreien After-Baby-Body schmeichelt. Darunter liest du den Titel: „Wie sie ihre Karriere, Kinder und Hobbys ohne Probleme jongliert und stressfrei durchs Leben geht!"

Und schon macht sich in dir der Drang danach breit, die Zeitschrift in den Reißwolf zu werfen, um das riesige Grinsen auf dem faltenfreien Gesicht nicht mehr sehen zu müssen. Doch auch wenn dir dieses makellose Gesicht nicht von einer Zeitschrift aus entgegenlächelt, musst du dich mit diesem perfekten Bild der idealen Mutter auseinandersetzen, und misst dich höchstwahrscheinlich unterbewusst mit ihm.

Denn was fällt dir auf, wenn du dich mit den sozialen Medien beschäftigst und dir die Bilder der einzelnen Accounts ansiehst? Alle anderen Mütter scheinen ein so entspanntes und tolles Leben zu führen. Sie scheinen nie Stress mit ihren Kindern zu haben. Ihre Kinder haben nie Wutanfälle, weil der Joghurt im Supermarkt ausverkauft war, fallen nicht theatralisch zu Boden und imitieren auch nicht den Weltuntergang, wenn ihnen die Mutter das Toastbrot falsch durchschneidet. Vielmehr gehen sie pünktlich wie ein Schweizer Uhrwerk um 19 Uhr ins Bett, um dann bis 9 Uhr morgens durchzuschlafen und direkt mit bester Laune aufzuwachen. Ja – alle anderen scheinen es besser zu haben als du.

Natürlich schütten diese Kinder nie einen Kakao um, wenn man gerade zu spät zu einem Termin zu kommen droht, und die Mütter genießen jede Minute mit ihren Kindern, ohne auch nur einen Moment den Wunsch danach zu verspüren, etwas Zeit für sich alleine zu haben.

Du scheinst die einzige Mutter zu sein, die ab und zu gerne einfach gehen und die Tür hinter sich zuschließen würde. Nur du scheinst diejenige zu sein, die ihr Leben nicht auf die Reihe bekommt und sich überfordert fühlt. Dieses Gefühl ist alles andere als schön. Es bedrückt dich, zieht dich herunter und ruft in dir den Gedanken hervor, die schlechteste Mutter auf der ganzen Welt zu sein.

Es ist wichtig, dass du dir darüber klar wirst, dass es sich bei diesen Idealbildern der Mütter - egal, ob es sich um das veraltete Idealbild oder das ebenfalls unrealistische moderne Bild der Mutter handelt, das nur die schönen Seiten des Mutterdaseins auf den sozialen Medien repräsentiert - um Trugbilder handelt, die nicht der Realität entsprechen.

Das frühere Frauenbild ist inzwischen so veraltet, dass es nicht mehr die Frage aufwerfen sollte, warum es dir nicht als Vergleich dienen sollte. Das neue Bild der Mutter hingegen, das die sozialen Medien darstellen, bezieht sich meistens auf die schönen Seiten des Mutterlebens. Natürlich gibt es unzählige wunderschöne Momente, die du mit deinem Kind verbringst. Kinder schenken uns unendlich viel Liebe, Erfahrungen und Freude. Sie geben uns so viel, während sie jedoch auch viel einfordern. Es ist entscheidend, deine Rolle nicht als eine Art Wundermutter zu sehen, die immer ein Grinsen auf den Lippen hat, als sei es ein Honigkuchenpferd.

Ja – es ist wunderschön, Mama zu sein.

Ja – dein Kind gibt dir so viel.

Nein – du würdest nicht wieder zurückgehen und kannst dir das Leben ohne dein Kind nicht mehr vorstellen.

Doch das heißt nicht, dass du die Augen verschließen musst, wenn es um die negativen Seiten deines Alltags geht – die negativen Seiten, die ein absolutes Tabu zu sein scheinen, weil niemand ehrlich über sie spricht. Die wenigsten sprechen offen über diese unschönen, herausfordernden Aspekte, sodass dies in vielen Müttern den Gedanken pflanzt, dass etwas mit ihnen nicht stimmen würde und sie schlechte Eltern seien, wenn sie ihr Leben mit Kind nicht 24 Stunden am Tag, sieben Tage in der Woche und 365 Tage im Jahr in vollen Zügen genießen. Alle Mütter, die ihre Erfahrungen auf den sozialen Medien teilen, genießen schließlich ständig ihre Mutterrolle, oder?

Nein! Das Dasein als Mutter zerrt an deinen Kräften. Es verlangt von dir viel Energie, Ausdauer und Durchhaltevermögen. Das Verhalten deiner Kinder kann dich manchmal in den Wahnsinn treiben. Ab und zu kannst du es schon morgens kaum erwarten, dass es endlich wieder Abend wird und deine Kinder schlafen gehen. Es gibt Tage, die nie zu vergehen scheinen, und mitunter hast du einfach keine Lust darauf, nochmal mit den Spielsachen zu spielen, mit welchen du bereits die letzten Tage gespielt hast.

Manchmal möchtest du einfach deinen Kaffee warm genießen, ein Buch lesen oder ein Telefonat mit einer Freundin führen, ohne dich um deine Kinder kümmern zu müssen. Und das ist auch völlig in Ordnung!

Dein Alltag als Mutter ist nicht wie der, den die sozialen Medien darstellen. Er ist stattdessen ein wundervoller, bunter und einzigartiger Regenbogen, der allerdings sowohl aus Sonne als auch aus Regen entsteht. Es gibt wunderschöne Dinge am Mamadasein, die den Sonnenschein darstellen, aber es gibt ebenfalls viele negative Aspekte, die für den Regen stehen. Erst das Zusammentreffen dieser positiven und negativen Aspekte bildet diesen einzigartigen Regenbogen, der in den buntesten Farben erstrahlt und dein Leben bereichert.

Es gibt in diesem Zusammenhang einen Spruch, der die Situation recht treffend auf den Punkt bringt: Wer nie genervt von seinen Kindern ist, verbringt anscheinend nicht genug Zeit mit ihnen.

Dieser Spruch mag im ersten Moment für Entsetzen sorgen. Wie kann man es nur wagen, so von den eigenen Kindern zu sprechen? Du kannst es wagen. Du darfst von dem Verhalten deiner Kinder genervt sein. Du darfst deine Augen rollen, wenn es zum hundertsten Mal „Mama“ ruft, und du darfst dir Zeit für dich wünschen, ohne in dir den Drang danach zu verspüren, dir bestätigen zu müssen, dass du deine Kinder unendlich liebst. Niemand stellt die Liebe, die du deinen Kindern gegenüber empfindest, in Frage. Und dennoch fühlst du dich, als ob du dir die Ich-Zeit irgendwie verdienen und sie vor dir rechtfertigen müsstest. Du hast das Gefühl, die ganze Zeit lang an deine Kinder denken und sie vermissen zu müssen, weil du sonst eine schlechte Mutter bist.

Grund dafür ist dieses vollkommen verzerrte und absolut nicht wahrheitsgetreue ideale Bild der Mutter. Entferne dich gedanklich von diesem Ideal und lass dich nicht von der Scheinwelt der sozialen Medien trügen. Falle nicht in das tiefe Loch der Schuldgefühle und der Selbstzweifel, sondern baue dir mit der Achtsamkeit und der Selbstliebe, die du durch das Umsetzen der Tipps in diesem Buch entwickeln wirst, eine Brücke, mit welcher du diese Löcher einfach überqueren kannst, ohne dich von ihnen irritieren zu lassen.

Es mag schön sein, wenn Eltern die positiven Momente mit ihren Kindern auf den sozialen Medien teilen, doch das heißt nicht, dass du eine schlechte Mutter bist, wenn du gerade einen schlechten Tag hast. Niemand weiß außerdem, was passiert ist, nachdem das Foto geschossen wurde. Keiner kann dir sagen, ob der liebevolle Text unter dem Bild nicht von einer Mutter geschrieben wurde, die sich gerade die Tränen aus den Augen gewischt hat, nachdem sie ihr schlafendes Kind nach einem anstrengenden Tag betrachtet und auf einen besseren Tag am nächsten Morgen gehofft hat.

Mütter sitzen letztlich alle in einem Boot. Jede hat dabei natürlich ihre eigenen Grenzen, trifft auf andere Herausforderungen und sieht jeweils andere Dinge als Belastung an. Während einige Mamis gerne stundenlang mit ihren Kindern spielen, musst du dich vielleicht dazu zwingen, dir eine Stunde am Tag die Zeit zu nehmen, um dich auf das Spielen einlassen zu können. Dafür haben andere Mütter mit anderen Dingen ihre Probleme und stoßen in anderen Situationen an ihre Grenzen.

Das Leben als Mama ist wunderschön, stellt für viele Mütter aber zur selben Zeit eine sehr große Herausforderung dar. Lass dich also nicht von den sozialen Medien täuschen, sondern blicke realistisch auf deine Mutterrolle. Du bist nicht die einzige Frau mit Kindern, die sich manchmal einen Ausschalter an ihren Schätzen wünscht und vergeblich nach den Batterien sucht, um sie für einen Moment aus den energiegeladenen kleinen Menschen herauszunehmen.

Du bist eine wundervolle Mutter – ganz egal, was die sozialen Medien mit den vielen augenscheinlich perfekten Momenten sagen mögen und welches veraltete Frauenbild sich in deinem Unterbewusstsein befindet. Auf den sozialen Medien siehst du nicht mehr als eine Momentaufnahme aus dem Leben anderer Menschen. Sicherlich wählen sie für diese den Moment, den sie als perfekt auffassen, und teilen nicht ihre Verzweiflung, ihre Sorgen oder ihre anderen negativen Gedanken und Gefühle. Doch ein Bild spiegelt nie ein ganzes Leben wider. Messe dich nicht mit diesen Bildern, sondern werde dir darüber bewusst, dass das Dasein als Mutter ein facettenreiches Leben mit vielen unterschiedlichen Seiten darstellt. Du und dein Kind seid ein Regenbogen, den ihr aus positiven und negativen Seiten zusammenstellt. Ihr seid ein buntes und wundervolles Wunder der Natur, das immer weiter wächst und am Horizont immer größer wird.

Lass dich auf diese Reise ein. Sieh die positiven und negativen Seiten, mit denen du dich als Mutter auseinandersetzt, und lass den Regenbogen so wachsen.

Eine Frage, die sich jedoch weiterhin stellt, ist jene, welche Rolle der Begriff „Supermama" spielt und warum er so falsch ist. Wenn dir jemand sagt, du seist eine Supermama, mag sich das im ersten Moment anhören wie ein Kompliment. Doch schauen wir uns diesen Ausdruck einmal etwas näher an.

„Supermama" – dieser Begriff impliziert, dass du unbesiegbar bist. Du bist eine Superheldin, die alles bestens auf die Reihe kriegt und dies sogar besser machen kann als andere. Hört sich das immer noch gut an? Brechen wir diese Aussage einmal auf: Die Tatsache, dass dich andere Menschen als Supermama bezeichnen, scheint ihnen in ihren Augen den Freifahrtschein zu geben, dich nicht mehr unterstützen zu müssen.

„Ach, du packst das schon. Du bist schließlich eine Supermama!" – Ja, in den Augen deines Kindes bist du die beste Mama, die es sich nur wünschen kann. Du bist eine tolle Mama und gut so, wie du bist. Doch du musst keine Supermama sein. Du darfst einfach nur Mama sein. Du darfst ein Mensch mit bestimmten Grenzen sein: Du darfst ein Mensch sein, der seine eigenen Grenzen sieht und verteidigt, ohne sie immer wieder selbst zu übergehen oder von anderen Menschen übergehen zu lassen. Du darfst müde und erschöpft sein. Du darfst dich schlapp und lustlos fühlen.

Du musst keine Supermama sein, sondern darfst eine Mama sein, die nicht immun gegenüber Stress ist und die wie jeder andere Mensch sowohl mit physischen als auch mit psychischen Symptomen auf zu große Belastungen durch anhaltenden Stress reagiert.

Ene, mene, muh – ich bin gestresster als du!

Mein Kind konnte schon mit sechs Monaten sprechen.

Das erste Wort hat mein Kind aber schon mit fünf Monaten gesagt.

Mein Kind ist gar nicht gekrabbelt, sondern es hat sofort angefangen zu laufen.

Kennst du sie? Diese unendlichen Vergleiche unter Müttern, als ob es sich bei der Mutterschaft um einen Wettkampf handle, bei dem das einzige Ziel darin besteht, das beste Kind zu haben, das alle anderen Kinder übertrifft.

Ganz von der Tatsache abgesehen, dass sich jedes Kind in seinem völlig eigenen Tempo entwickelt und Vergleiche nicht nur unangebracht und unangemessen, sondern sogar sehr schädlich sein können, bringt es Müttern nichts, sich und vor allem ihre Kinder miteinander zu vergleichen.

Jedes Kind ist so, wie es ist, perfekt und sollte nie mit anderen Kindern verglichen werden. Es macht dich außerdem nicht zur schlechten Mama, wenn dein Kind später spricht als andere Kinder oder später anfängt zu laufen als sie.

Doch leider finden vor allem Mütter immer wieder einen Grund, um sich mit anderen Müttern messen und vergleichen zu können. Wenn sie sich nicht darüber unterhalten, was ihre Kinder wann und zu welchem Zeitpunkt wie oft und wie gut gemacht haben, pflanzen sie diesen Konkurrenzkampf und das Wettkampfdenken einfach auf einen anderen Bereich um.

Stress hat in der heutigen Zeit sehr gefährliche Ausmaße angenommen, und es scheint ein Trend geworden zu sein, „gestresst“ zu sein. Während sich Mütter früher darüber unterhalten haben, wer am meisten Schlaf abbekommen hat, hat sich in den letzten Jahren der Trend herauskristallisiert, sich in Bezug auf den Schlafmangel und das Stresslevel zu messen.

Dieser Trend lässt sich allerdings nicht nur unter Müttern erkennen, sondern trifft ebenso auf Frauen ohne Kinder und auf Männer zu. Ganz nach dem Motto „Wer am wenigsten schläft und am meisten gestresst ist, schafft es in den Club der Coolen“ drehen sich die Gespräche vieler Erwachsener darum, wie viel Stress sie haben und wie beschäftigt sie doch sind.

Die Schuld kann dabei unter anderem in der schnelllebigen modernen Gesellschaft gefunden werden, die sehr viel von uns verlangt. Genauso verhält es sich mit dem Dasein als Mutter: Aufgrund der genannten Idealbilder und vieler anderer Erwartungen der Gesellschaft oder auch der Erwartungen, die du selbst an dich hast und mit welchen du dich somit selbst sehr stark unter Druck setzt, leidest du also höchstwahrscheinlich unter sehr viel Stress.

Doch sag das bloß nicht laut. Wage es ja nicht, dich über dein Stresslevel zu beschweren. Schließlich gibt es immer jemanden, der schlechter dran ist als du. Natürlich gibt es immer jemanden, der gestresster ist als du, doch warum solltest du dich ständig nach solchen Personen orientieren? Während viele andere Mütter ebenfalls sehr viel um die Ohren haben, gibt es wiederum viele Mütter, die gut mit ihrem Status quo umgehen und sich mit Aufmerksamkeit und Achtsamkeit ihren Alltag so strukturieren, dass sie bestmöglich nur den positiven Stress nutzen, während sie den negativen Stress gnadenlos aus ihrem Leben verbannen.

Wichtig für dich ist dabei nicht nur, dass du dich umorientierst und somit das Ziel verfolgst, deine Belastung zu mindern, sondern dass du ebenfalls erkennst, dass diese vollkommen berechtigt ist und gesehen werden darf.

Du ganz alleine weißt, wie es um dein Innenleben steht. Nur du kannst bewerten, wie stressig dein Leben ist und wie viel Belastung mit einzelnen Situationen in deinem Leben einhergeht. Es steht keinem Menschen außer dir selbst zu, deine aktuelle Situation zu beurteilen.

Du hast ein Kind? – Das ist doch nichts!

Zwei Kinder? – Ich habe vier, also beschwere dich bloß nicht!

Unabhängig davon, ob du ein Kind oder mehrere Kinder hast - der Alltag gestaltet sich für jede Frau und Mutter anders, und die Anzahl der Kinder bestimmt nicht, wie hoch dein Stresslevel ausfällt. So kann eine alleinerziehende Mutter weniger Stress haben als eine verheiratete Mutter oder umgekehrt. Eine Mutter, die „nur" ein Kind hat, kann eine höhere Belastung empfinden als eine Mutter mit drei Kindern - und umgekehrt. Stress fällt von Mensch zu Mensch sehr unterschiedlich aus.

Ein weiterer Faktor, den viele Menschen automatisch als wenig stressintensiv auffassen, ist das Dasein als Hausfrau und Mutter. Frauen, die sich um den Haushalt und die Kinder kümmern und ihren Beruf für diese Zwecke aufgeben, haben, in den Augen vieler Menschen, keinen Grund dafür, sich über Stress zu beschweren. Schließlich müssen sie nicht den Beruf mit der Erziehung und dem Haushalt jonglieren und können somit nur erahnen, wie viel Stress Mütter haben müssen, die neben ihren Kindern und dem Haushalt auch noch einen Vollzeitjob haben.

In Wahrheit kann jedoch eine Mutter, die einen Vollzeitjob und in diesem Zusammenhang oft die Unterstützung eines Kindergartens hat, weniger gestresst sein als eine Mutter, die mit ihrem Kind oder mit ihren Kindern alleine zu Hause ist, während der Mann arbeitet.

Deine Lebensumstände und dein Lebensentwurf, wie du ihn lebst, sagen nichts darüber aus, ob du dazu berechtigt bist, Stress zu empfinden, und sie sagen ebenso wenig darüber aus, wie viel du davon empfinden darfst. Du musst dir das

Empfinden von Stress folglich keineswegs „verdienen", indem du mehrere Kinder hast oder einen Beruf ausübst.

Jeder Mensch hat ein anderes Stressempfinden und jeder reagiert somit anders auf bestimmte Situationen. Dein Stress ist nicht weniger berechtigt als der anderer Mütter, sondern du hast mit deiner Situation eine unbestreitbare Berechtigung dafür, gesehen und ernst genommen zu werden.

Nimm dich mit deiner Situation ernst und kümmere dich darum, deine Belastung zu minimieren. Um deinen Stress minimieren zu können, brauchst du vor allem Achtsamkeit in deinem Leben. Welche negativen Folgen ein Leben mit zu viel Druck, Stress und negativen Gefühlen mit sich bringen kann, erfährst du in Kürze weiter unten in dem Kapitel „Du siehst so gestresst aus! Was Stress physisch mit dir anstellen kann".

Bevor du jedoch mehr über Stress an sich erfährst und somit in Erfahrung bringst, wieso es für dich so bedeutungsvoll ist, diesem unangenehmen Begleiter in deinem Leben den Kampf anzusagen, ist es hilfreich zu wissen, dass Stress sehr viele unterschiedliche Facetten kennt und somit die verschiedensten Faktoren eine Rolle bezüglich der Stressentwicklung spielen. Das Stichwort lautet in diesem Fall „Mental Load", also die mentale Belastung, und betrifft vor allem Mütter. Wieso das so ist und was es mit dem sogenannten Mental Load genau auf sich hat, sehen wir uns im folgenden Kapitel an.

Unsichtbar und doch so machtvoll - Mental Load und seine Bedeutung

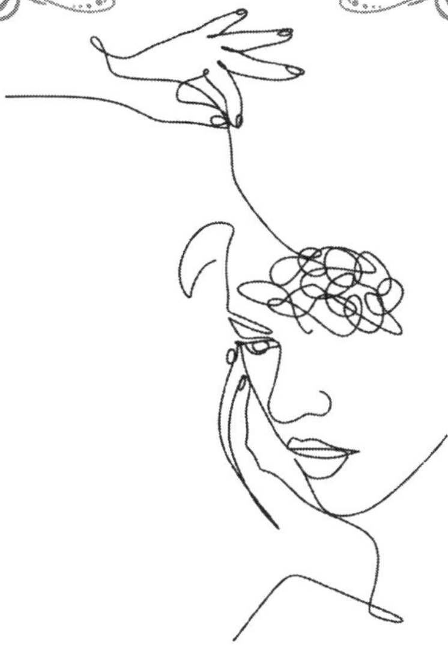

Woran denkst du, wenn du das Wort „Stress“ hörst? Wahrscheinlich werden deine Gedanken sofort um deine lange To-do-Liste kreisen, die drohend auf deinem Schreibtisch liegt und darauf wartet, Punkt für Punkt von dir abgearbeitet zu werden.

Wenn es doch nur so einfach wäre! Es scheint nämlich eigentlich nicht besonders schwierig zu sein, die einzelnen Punkte auf der Liste abzuarbeiten, doch wenn du dir die vielen To-dos einmal etwas genauer ansiehst, wirst du feststellen, dass es nicht damit getan ist, die aufgeschriebenen Tätigkeiten abzuarbeiten, sondern dass jeder Punkt deiner To-do-Liste mit vielen Gedankengängen einhergeht und somit eben nicht innerhalb einer kurzen Zeit erledigt werden kann.

Es handelt sich also in den meisten Fällen nicht um den Punkt auf der To-do-Liste selbst, der dir Stress bereitet, sondern vielmehr sind es all die Gedankengänge, die in Zusammenhang mit diesem Punkt stehen, die zu Stress führen und somit eine sehr große und nicht zu unterschätzende mentale Belastung darstellen.

Der Großteil des Stresses, der dich dein Leben hinweg begleitet, spielt sich also nicht sichtbar ab und lässt sich somit nicht anhand der Länge deiner To-do-Liste messen. Selbst eine solche Liste, auf der sich eher wenige Erledigungen befinden, kann sehr viel Stress in Form der mentalen Belastung mit sich bringen und dir deinen Alltag somit erheblich erschweren.

Unter den Mental Load fallen aber nicht nur die Gedanken zur Organisation, die mit den einzelnen zu erledigenden Aufgaben einhergehen, sondern auch die Erwartungen, die du an dich selbst hast und die dich somit, gemeinsam mit den oben genannten Idealbildern der Frau und Mutter, unter Druck setzen. Diese Erwartungen spielen eine sehr große Rolle in Bezug auf das Gewicht, welches deine mentale Belastung mit sich bringt.

Hab ich sonst noch was vergessen? Was Mamas täglich leisten

Als Mutter hast du jeden Tag eine Menge zu tun und weißt manchmal gar nicht, wo dir der Kopf steht. Kennst du sie auch, diese Abende, an denen du im Bett liegst und eigentlich nichts lieber machen würdest, als zu schlafen, doch dein Gehirn lässt dich einfach nicht? Es bombardiert dich mit dem Gedanken daran, dass du eigentlich gar nichts wirklich geschafft hast: Du hast tatsächlich gerade einmal zwei Punkte von deiner To-do-Liste gestrichen und daher das Gefühl, nichts auf die Reihe bekommen zu haben.

Woran liegt das? Warum findest du den ganzen Tag hinweg keine freie Minute, um dich ein bisschen auszuruhen und einfach einmal hinzusetzen, und hast am Abend dennoch das Gefühl, nichts geschafft zu haben? Warum bist du überhaupt so fertig und so müde? Die Antwort auf diese Frage findest du in deinem Mental Load und in der Definition von „Arbeit".

Was bedeutet „Arbeit" überhaupt? Zählt es lediglich als Arbeit, wenn du morgens aus dem Haus zu einem Arbeitsplatz gehst und am Abend wiederkommst? Verrichtest du nur dann Arbeit, wenn du Geld nach Hause bringst, mit dem du Essen kaufst oder die Rechnungen bezahlst?

Leider haben viele von uns ein vollkommen verzerrtes Bild vom Konzept der Arbeit und denken, dass alleine diejenigen, die etwas „Richtiges" geleistet haben, ein Anrecht darauf haben, abends müde und erschöpft ins Bett zu fallen. Doch du leistest jeden Tag, wenn du aufstehst und den Tag mit deinem Kind oder deinen Kindern verbringst, eine äußerst bedeutsame und vor allem anstrengende Arbeit.

Nimm dir an dieser Stelle ein bisschen Zeit und reflektiere alles, was du an einem Tag machst. Welche Aufgaben fallen jeden Tag an? Und welche Erledigungen finden sich täglich auf deiner To-do-Liste wieder?

Einige Dinge, die im Alltag erledigt werden müssen und somit auf die tägliche To-do-Liste gehören, sind unter anderem die folgenden:

- Kind fertig machen (gegebenenfalls für den Kindergarten oder für die Schule)
- Frühstück vorbereiten
- Pausenbrote schmieren
- Kind in den Kindergarten oder in die Schule bringen
- aufräumen
- putzen
- Wäsche waschen
- kochen
- einkaufen

- verschiedene Termine wahrnehmen
- arbeiten
- Kind abholen
- Kind zu möglichen Freizeitaktivitäten begleiten und wieder abholen
- Kind ins Bett bringen
- restlichen Haushalt machen
- etc.

Natürlich variiert die Liste dieser täglichen Aufgaben von Haushalt zu Haushalt, und jede Mutter organisiert sich auch mit dem Partner anders. Fakt ist jedoch, dass die meisten Mütter täglich vor einem großen Aufgabenberg stehen, der darauf wartet, abgearbeitet zu werden.

Selbst wenn sich diese Aufgaben früher oder später als Routine etablieren und zum selbstverständlichen Bestandteil deines Lebens werden, heißt das nicht, dass sie weniger Arbeit machen oder weniger anstrengend sind. Zudem solltest du in diesem Zusammenhang immer im Hinterkopf behalten, dass dir, wie gesagt, nicht nur die Aufgaben der To-do-Liste an sich viel Arbeit bereiten, sondern dass jeder einzelne Punkt auf der Liste mit einem bestimmten Mental Load verbunden ist.

Dazu gesellen sich die großen und teilweise sehr unrealistischen Erwartungen, die du an dich selbst stellst. Du selbst setzt dich Tag für Tag eventuell unter sehr großen Druck und mutest dir womöglich viel zu viel zu, sodass du im Grunde genommen gar keine Chance hast, dich einfach einmal zu erholen und von deinem stressigen Alltag etwas herunterzukommen.

Welche Erwartungen hast du an dich? An dieser Stelle richtet sich die Frage nicht danach, was die Gesellschaft von dir erwartet. Wie schon gesagt, handelt es sich bei den oben beschriebenen Idealbildern der Mutter um unrealistische Vorstellungen, doch auch das Wunschbild, das du von dir selbst hast, entspricht in den meisten Fällen nicht der Realität.

Oftmals werden Mütter von diesem Idealbild, das unsere Gesellschaft hat, beeinflusst, sodass sie tief in sich drinnen selbst diese viel zu hohen Ansprüche an sich stellen und somit mit einer unrealistischen Erwartungshaltung an ihren Alltag herangehen.

Nimm dir einen Moment Zeit und hör in dich hinein. Welche Erwartungen hast du an dich? Inwiefern setzt du dich selbst unter Druck? Die Erwartungen, die du als Mutter an dich stellst, können sehr viele unterschiedliche Gesichter haben:

- Ich muss mehr Zeit mit meinem Kind verbringen.
- Ich muss die Zeit mit meinem Kind noch mehr genießen.
- Meine Wohnung muss noch sauberer sein.
- Ich muss das Essen für mein Kind noch vielfältiger gestalten.
- Usw.

Natürlich ist es schön, Zeit mit deinem Kind zu verbringen, und es ist zweifellos toll, eine aufgeräumte und saubere Wohnung zu haben. Doch das bedeutet nicht, dass du jede

Minute lieben musst, die du mit deinem Kind auf dem Boden sitzt und mit dessen Spielzeug spielst. Es bedeutet ebenso wenig, dass kein einziges Staubkorn in deiner Wohnung herumliegen darf und dass es bei dir stets aussehen muss wie im Wohnkatalog.

Du darfst dir stattdessen Zeit für dich wünschen und das Spiel mit deinem Kind auch mal nicht genießen. Du bist keine schlechte Mama, wenn du in dem Moment, in dem du zum zehnten Mal dasselbe Szenario mit den Spielsachen durchspielst, lieber deinen Kaffee in Ruhe genießen würdest. Und du bist garantiert ebenso wenig dann eine schlechte Mutter, wenn dich der Abwasch vom Abendessen am Morgen begrüßt und erst vor oder sogar nach dem Frühstück abgewaschen wird. Außerdem wird dein Kind nicht von heute auf morgen einen Schaden davontragen, wenn es mal nicht seine fünf Portionen Gemüse und drei Portionen Obst isst. Du darfst auch mal entspannen und deine unendlich hohen Erwartungen an dich selbst herunterfahren!

Du hältst dieses Buch in deinen Händen, weil du achtsamer mit dir selbst sein möchtest. Du suchst nach einem Ausweg aus deinem stressigen Leben und deinem Alltag, der dir kaum einen Moment zum Durchatmen bietet. Der erste Schritt hin zu mehr Achtsamkeit und Selbstliebe besteht darin, dir selbst gegenüber offen und ehrlich zu sein.

Beantworte die Frage nach deinen Erwartungen aus diesem Grund möglichst aufrichtig. Führe dir ganz klar vor Augen, welche Erwartungen du an dich hast. Erst, wenn du dir einen ehrlichen Zugang zu deinen eigenen Ansprüchen verschaffst, kannst du an ihnen arbeiten und dir Schritt für Schritt mit Hilfe der Übungen dieses Buches mehr Achtsamkeit und Selbstliebe in dein Leben holen.

Wenn der Mental Load einfach nicht abnehmen will

Wie du schon gesehen hast, versteckt sich hinter dem englischen Begriff „Mental Load" eigentlich nichts anderes als die deutsche Bezeichnung „mentale Belastung". Es handelt sich dabei um die mentale Last, die du nicht schriftlich auf deiner To-do-Liste festhältst, welche aber dennoch im Zusammenhang mit den auf ihr befindlichen Aufgaben steht. Bevor du einen Punkt auf deiner Liste abhaken kannst, gehst du mit Sicherheit viele unterschiedliche Gedanken in deinem Kopf durch.

Dein Mental Load ist also, um genau zu sein, die beste Bestätigung dafür, dass das bekannte Sprichwort „Aus den Augen, aus dem Sinn" nicht immer stimmt. Denn wenngleich du deinen Mental Load nicht sehen kannst und diese Belastung im ersten Moment wahrscheinlich nicht einmal bewusst wahrnimmst, hat diese einen großen Einfluss auf dich und dein Wohlbefinden. Um es auf den Punkt zu bringen, verstehst du unter dem Mental Load all die Prozesse, die sich rund um die Organisation und Koordinierung der einzelnen Punkte auf deiner To-do-Liste drehen.

Das mag sich alles nun noch sehr abstrakt anhören. Kein Wunder! Schließlich spielt sich dein Mental Load vor allem unterbewusst ab, weshalb es für dich so bedeutend ist, dich auf die Reise der Achtsamkeit zu begeben und dich während dieser Reise ein Stück besser kennenzulernen.

Um deiner mentalen Belastung ein Gesicht geben zu können, stellst du dir am besten einfach einmal einen deiner Punkte auf deiner To-do-Liste in seinem ganzen Umfang vor: Schriftlich magst du nur den Punkt „Kind zur Geburtstagsparty bringen“ festgehalten haben. Doch welche Koordinierungs- und Organisationsprozesse gehen eigentlich mit diesem Punkt einher?

Sehen wir es uns einmal etwas näher an:

- Welches Kind hat Geburtstag?
- Kenne ich das Kind? Kenne ich seine Eltern? Hatten wir schon mal Kontakt?
- Wo wohnt das Kind?
- Wie kommt mein Kind zu der Geburtstagsfeier? Fährt es mit anderen Eltern mit? Wie organisiere ich mich mit den anderen Eltern? Bilden wir Fahrgemeinschaften?
- Wer holt das Kind ab?
- Wann kann ich mit meinem Partner bezüglich der Organisation sprechen?
- Muss ich andere Termine meines Kindes verschieben? An welchem Tag habe ich Zeit, um einen neuen Termin zu vereinbaren?
- Fallen andere Dinge aus? Wenn ja, wann kann ich diese Dinge nachholen?
- Etc.

Puh – hast du bereits beim alleinigen Lesen dieser Fragen gemerkt, wie sich dein Herzschlag erhöht hat? Konntest du den Stress förmlich spüren und hast vielleicht sogar für einen Moment den Atem angehalten, weil du gar nicht mehr wusstest, wohin mit dir und deinen Gedanken?

Dieses Gefühl hast du jeden Tag unterbewusst – und zwar nicht nur einmal mit einem einzigen Punkt, sondern mit all den Punkten, die sich auf deiner To-do-Liste wiederfinden. Mit Sicherheit kennst du in den verschiedensten Zusammenhängen die Darstellung des Eisbergs, dessen größter Teil unter der Wasseroberfläche für uns unsichtbar ist. Das, was wir sehen, ist lediglich die Spitze, die sich über der Oberfläche befindet. Das, was den Eisberg jedoch trägt, ist auf unseren Zusammenhang bezogen die Arbeit, die unsichtbar bleibt.

So lässt sich diese Darstellung des Eisbergs also auf dein Mental Load übertragen. Die Aufgaben auf deiner To-do-Liste bilden die Spitze des Eisbergs, während dein Mental Load, der mit den einzelnen Punkten einhergeht, der Teil ist, der sich unter der Wasseroberfläche befindet. Durch das Entwickeln von mehr Achtsamkeit lernst du, den Teil des Eisbergs, der sich unter dem Wasser befindet, zu erkennen und somit bewusster wahrzunehmen.

Doch warum hast du überhaupt eine so hohe mentale Belastung? Aus welchem Grund scheint die mentale Belastung vor allem bei Müttern so ausgeprägt zu sein, während Väter oftmals nicht mit einem so großen Mental Load zu kämpfen haben? Warum scheinst du so viel mehr Stress zu haben als der Rest deiner Familie? Was steckt dahinter?

Warum immer ich? - Darum haben vor allem Mütter so viel Druck

Nein, du bist nicht verrückt geworden.

Nein, es ist nicht die Stimme des Neides, die aus dir spricht, obgleich manchmal fast Blitze aus deinen Augen schießen, wenn du ebenfalls gerne so ruhig und sorgenfrei schlafen würdest wie dein schnarchender und friedlich schlafender Partner.

Nein, es ist nicht nur deine Einbildung.

Frauen – vor allem Mütter – haben in der Regel eine sehr viel größere mentale Belastung als Männer beziehungsweise Väter. Natürlich soll an dieser Stelle niemand kritisiert werden. Erziehen beispielsweise Väter ihre Kinder als alleinerziehende Elternteile mag die Situation durchaus anders aussehen und die mentale Belastung mag bei den Männern in diesem Fall durchaus hoch ausfallen.

Warum ist das so? Auf die Frage nach dem Warum gibt es zahlreiche Antworten:

- Du bist selbst mit Eltern aufgewachsen, die die klassische Rollenverteilung gelebt haben, die Rollenverteilung, die noch heute unterbewusst in vielen Köpfen steckt und somit unter anderem für deine Erwartungshaltung verantwortlich ist. Da nämlich Eltern für ihre Kinder stets ein Vorbild sind, fühlen sich viele Frauen in die Verantwortung gezogen, ebenso zu handeln, wie sie es von ihren eigenen Müttern kennen – sie versuchen, das Bild der perfekten Mutter zu verkörpern, die sich um den Großteil der mentalen Belastung kümmert.

- Du setzt dich mit deinen eigenen Erwartungen zu sehr unter Druck und halst dir somit mehr auf, als eigentlich notwendig ist. In diesem Zusammenhang gönnst du dir keine freie Minute.
- Für dich ist es wichtig, dass es allen Mitgliedern deiner Familie gut geht, weshalb du dich bereitwillig und vollkommen selbstverständlich an die letzte Stelle auf deiner Prioritätenliste setzt.
- In dir steckt eine Perfektionistin, die immer möchte, dass alles perfekt läuft. Diese perfektionistische Einstellung hält dich jedoch davon ab, Aufgaben und somit Verantwortung an andere abzugeben. Du weißt bereits im Voraus, dass die anderen die Aufgaben nicht so erledigen werden wie du, weshalb du sie am besten direkt selbst machst.

Neben all den Faktoren, die in dir selbst stecken, finden sich aber auch andere Ursachen für deine hohe mentale Belastung wieder. Diese findest du unter anderem in deinem Umfeld. Unter anderem können so die folgenden Umstände zu einem großen Mental Load bei dir führen:

- Mangelnde Unterstützung des Partners im Haushalt und bei organisatorischen Dingen.
- Veraltete Frauenbilder, die Männer unter Umständen dazu veranlassen, es als Selbstverständlichkeit anzusehen, dass sich die Frau zum größten Teil um Alles kümmert.

So mag die Schuld für das Mental Load zu einem Teil durchaus bei den Frauen selbst liegen, doch auch viele äußere Faktoren tragen zu der nicht geringen mentalen Belastung bei, mit welcher sich viele Mütter auseinandersetzen müssen.

Finde mich, wenn du es schaffst! - Erkenne Stress und finde seine Ursachen

Hast du schon einmal etwas von dem Spruch gehört, dass man seine Feinde erst kennen muss, um sie im Anschluss daran mit ihren eigenen Waffen schlagen zu können? Dieser Spruch trifft im gewissen Sinne auf deinen Stress und die Ursachen, die ihn provozieren, zu.

Du bist gestresst. Dir ist manchmal alles zu viel. Ab und zu spürst du den Wunsch, einfach die Tür zuzuknallen und die Dinge auf sich beruhen zu lassen. Am liebsten würdest du gelegentlich einfach so tun, als ginge dich der Wutanfall deines Kindes nichts an, wenn es mit den Fäusten den Härtegrad des Untergrunds unter sich testet und versucht herauszufinden, wie viele Schläge sein Kopf gegen die Wand aushalten kann.

Ja – es ist stressig.

Nein – du musst es nicht schönreden.

In der englischen Sprache gibt es einen Begriff, der „sugar coating" lautet. Das heißt, dass man das, was man sagt, mit einer Zuckerschicht versüßt, um so den Eindruck zu erwecken, dass es ja gar nicht so schlimm sei. Auf den ersten Blick mag man sich und seinen Mitmenschen mit diesem Beschönigen vielleicht einen Gefallen tun. Doch was passiert, wenn du zu viel Zucker isst? – Richtig: Dir wird schlecht und du bekommst Bauchweh.

Genauso, wie du auch von zu viel Stress Bauchschmerzen bekommen kannst. Umso wichtiger ist es für dich, dass du dir deines Stresses bewusst wirst. Es ist unabdingbar, dass du offen und ehrlich zu dir selbst bist und dir eingestehst, unter Strom zu stehen und gestresst zu sein.

Erst, wenn du dieses Bewusstsein entwickelst und dir darüber im Klaren bist, gestresst zu sein, kannst du die Ursachen für den Stress herausfinden und an ihnen arbeiten. Denn der Stress stellt stets eine Reaktion auf eine Ursache (sozusagen die Aktion, auf welche die Reaktion folgt) dar.

Der erste Schritt besteht also darin, dir darüber klar zu werden, dass du gestresst bist. Ja – du darfst gestresst sein und bist trotzdem eine tolle Mama!

Im Anschluss daran besteht der zweite Schritt darin, für dich festzustellen, wie gestresst du wirklich bist. Für diese Zwecke bietet es sich an, den nachfolgend aufgeführten Stress-Selbsttest zu machen.

Nimm dir für die Durchführung dieses Tests ausreichend Zeit und sei, wie gesagt, wirklich aufrichtig dir selbst gegenüber. Beantworte die Fragen dieses Tests bewusst und schummle nicht. Es gibt keine richtigen oder falschen Antworten. Keine Antwort ist besser als die andere. Du sitzt nicht in der Schule und kannst somit weder gut noch schlecht abschneiden. Befreie dich währenddessen von diesen Gedanken, die dich immer wieder fragen lassen, was andere von dir erwarten. Lass von den Gedanken ab, die dich dazu veranlassen, das zu machen, was andere womöglich von dir erwarten. Es geht hier um dich. Du bist die Priorität Nummer eins und stehst im Mittelpunkt.

Ja – die Scheinwerfer mögen auf dem roten Teppich etwas blenden, und du magst dich unter der Aufmerksamkeit, die du dir selbst in diesem Moment schenkst, vielleicht erstmal etwas unwohl fühlen, vor allem, wenn du dich bislang immer in die hinterste Ecke gedrängt hast. Doch du bist, wie alle anderen Mitglieder deiner Familie, ein heller Stern am Himmel. Du darfst genauso leuchten. Jeder Stern verbreitet sein eigenes Licht und muss sich nicht verstecken. Leuchte auch du, gewöhne dich an den Aufenthalt auf dem roten Teppich und lerne, dich nicht mehr von dem Licht der Scheinwerfer blenden zu lassen.

Es geht hier voll und ganz um dich! Nimm dir also nun ausreichend Zeit und beantworte die folgenden Fragen vollkommen ehrlich.

Bist du ein emotionaler Esser und isst oft, obwohl du gar keinen Hunger hast?

- Ja, sehr oft. (5)
- Manchmal, aber nicht so häufig. (3)
- Nein, ich esse allgemein sehr gesund und immer nur dann, wenn ich wirklich Hunger habe. (1)

Kannst du oft schlecht ein- und/oder durchschlafen?

- Ja, ich habe leider sehr oft Probleme damit. (5)
- Ich habe ab und zu Probleme damit, aber nicht so sehr, als dass es mich zu sehr beeinflussen würde. (3)
- Nur sehr selten oder nie. (1)

Stellst du fest, dass du Probleme mit der Verdauung hast und mit Verstopfungen, Durchfall oder anderen Folgen auf diese Probleme reagierst?

- Ja, leider in regelmäßigen Abständen. (5)
- Manchmal leide ich unter Problemen, die ich im Zusammenhang mit meinem Stress sehe. Das kommt aber nicht so häufig vor. (3)
- Nein. (1)

Hast du Angstzustände oder leidest du unter Burnout oder Depressionen?

- Ja. (5)
- Ich weiß es nicht genau. (3)
- Nein. (1)

Nimmst du dich mit deinen Bedürfnissen wahr und achtest auf sie?

- Nein, ich kenne meine Bedürfnisse nicht oder kaum (5)
- Nicht immer. Ich achte schon auf mich, aber nicht so sehr, wie ich gerne würde. (3)

- Ja, ich kenne mich mit meinen Bedürfnissen sehr gut aus und achte eigentlich immer auf sie (1)

Erkennst du bestimmte Muster, wenn du unter Stress stehst, beispielsweise vermehrtes Essen, Rauchen oder Trinken?

- Ja. (5)
- Nein. (1)

Hast du oft Kopfschmerzen?

- Ja, leider sehr oft und in regelmäßigen Abständen. (5)
- Manchmal, aber nicht regelmäßig. (3)
- Nein, so gut wie nie. (1)

Kannst du dein Normalgewicht halten?

- Nein. Ich schwanke sehr stark in meinem Gewicht. (5)
- So lala. Ich kämpfe mit meinem Gewicht - aber nicht mehr als andere Leute auch. (3)
- Ja, das ist kein Problem für mich. (1)

Fühlst du dich schnell gereizt?

- Ja. Ich bin sehr schnell gereizt und habe einen sehr kurzen Geduldsfaden. (5)
- Es geht. Ich bin nicht wirklich geduldig, gehe aber auch nicht direkt an die Decke. (3)
- Nein, ich habe viel Geduld, und aus der Fassung bringt mich nichts so schnell. (1)

Fühlst du dich oft erschöpft?

- Ja, ich kann es tagsüber oft kaum abwarten, abends endlich ins Bett zu gehen. (5)
- Selten. Ich bin abends zwar müde, aber nicht so erschöpft, als dass ich nichts mehr machen könnte. (3)
- Nein. Ich habe eigentlich immer noch viel Energie nach einem langen Tag, um andere Dinge zu unternehmen. (1)

Hast du den Eindruck, dass Stress deine Gesundheit negativ beeinflusst?

- Ja. (5)
- Ich bin mir nicht sicher, aber ich kann mir durchaus vorstellen, dass einige meiner gesundheitlichen Probleme in Zusammenhang mit meinem Stresslevel stehen. (3)
- Nein. (1)

Zähle nun bitte deine Gesamtpunktzahl zusammen. Hier kommt eine Einschätzung deines Stresslevels basierend auf deinen Antworten:

11 bis 25: *Dein Stresslevel ist recht normal und du weißt, wie du am besten mit stressigen Situationen umgehen kannst.*

25 bis 40: *Du fühlst dich oft gestresst und weiß nicht immer, wie du mit deinem Stresslevel umgehen sollst. Du kennst nicht alle Ursachen für deinen Stress und lässt dich manchmal von ihm überwältigen. Das führt nicht selten dazu, dass du dich erschöpft und ausgelaugt fühlst.*

40 bis 55: *Dein Stresslevel ist unglaublich hoch. Deine Gedanken kommen sogar nachts nicht zur Ruhe, und du befindest dich in einem Zustand der Dauererschöpfung. Um aus diesem Zustand des dauerhaften Stresses wieder herauszukommen, hilft dir dieses Buch bestens.*

Mit dem Stresstagebuch den Stress von der Seele schreiben

Wenn du den Test gewissenhaft gemacht und für dich nun herausgefunden hast, wie es wirklich um dein Stresslevel steht, bietet es sich an, deinem Stress noch ein Stück mehr auf die Spur zu kommen. Denn Tests solcher Art helfen dir zwar dabei, dir einen Überblick über deine Stresssituation zu verschaffen, doch Stress variiert von Tag zu Tag sowie von Situation zu Situation. So kann es sein, dass du dich in einem Moment gestresster fühlst als in einem anderen oder dass ein Tag etwas gelassener verläuft als ein anderer.

Um dir also einen Überblick über dein Stresslevel und deinen täglichen Stress verschaffen zu können, nimmst du dir am besten jeden Tag ein paar Minuten Zeit, um ein Stresstagebuch zu führen. Bei einem solchen Stresstagebuch handelt es sich um eine sehr gute Methode, die dir dabei hilft, deinen Stress genauer zu beobachten und somit für dich herauszufinden, in welchen Situationen du den meisten Stress verspürst.

Eine anschließende Analyse deines Stresstagebuches hilft dir dabei, mögliche Muster zu erkennen und vielleicht sogar bestimmte Ursachen für den von dir empfundenen Stress auszumachen.

Am besten nutzt du eine Tabelle auf deinem Computer oder legst dir ein Heft an, um das Stresstagebuch zu führen. Die Spalten dieser Tabelle könnten dabei beispielsweise folgendermaßen benannt werden:

1. Situation und Uhrzeit, zu der du Stress empfunden hast
2. vermuteter Auslöser für den Stress
3. deine Reaktion auf den Stress
4. deine Gefühle
5. weitere Anmerkungen oder Lösungsvorschläge, die dir vielleicht helfen könnten

Gehe beim Schreiben des Stresstagebuches detailliert vor und konzentriere dich vor allem auf deine Gefühle. Was fühlst du genau? Verdränge die Gefühle nicht und ignoriere sie nicht, sondern lass sie zu. Stell sicher, dass du sie wirklich annimmst. Viele Erwachsene haben als Kinder nicht gelernt, mit ihren Gefühlen umzugehen, und drängen insbesondere negative Gefühle, wie zum Beispiel Stress, gerne in den Hintergrund. Sie versuchen, sie zu unterdrücken und so zu tun, als wären sie gar nicht da.

Doch alle Gefühle haben ihre Berechtigung und dürfen gesehen werden. Lass deine Gefühle also zu und schreibe sie auf. Vielleicht mag dir das im ersten Moment nicht leichtfallen, doch du wirst merken, dass du deine Gefühle von Mal zu Mal immer besser erkennen und somit auch schriftlich festhalten kannst.

Nimm dir nicht nur für das Schreiben des Stresstagebuches selbst, sondern auch für die Analyse ausreichend Zeit. Nur eine gründliche und bedachte Analyse hilft dir dabei, Muster zu erkennen und mögliche Auslöser für den Stress auszumachen. Erst, wenn du dir einen sorgfältigen Überblick über deine Stresssituation verschafft hast, kannst du dich daran machen, dir Lösungen für deinen stressigen Alltag zu überlegen. Einen sehr großen Teil deines Stresses wirst du bereits mit der Hilfe dieses Buches besiegen können. Denn, wo es an Achtsamkeit mangelt, trifft Stress auf nahrhaften Boden. Wo hingegen Achtsamkeit herrscht, wird der Stress in seine Schranken gewiesen und dominiert nicht mehr dein Leben.

Du siehst so gestresst aus! Was Stress physisch mit dir anstellen kann

Hast du schon einmal davon gehört, dass Stress auf Dauer krank macht? Dahinter verbirgt sich leider viel Wahrheit. Was dich krank machen kann, ist der Umstand, dass du möglicherweise ständig unter Strom stehst, dir kaum Zeit für dich selbst nimmst und dir somit nicht ausreichend Zeit gibst, um deine Energiereserven wieder aufzuladen. Doch genau das braucht dein Körper. Dein Körper ist kein Auto, das du an der Tankstelle einfach mal schnell wieder mit Benzin versorgen kannst und dann kurz in die Werkstatt bringst, wenn ein Teil nicht mehr so läuft, wie es soll.

Wusstest du, dass dein Körper nicht gegen dich, sondern stets für dich arbeitet und dir viele kleine Signale sendet?

Leider stehen sehr viele Menschen – vor allem Mütter – in ihrem stressigen Alltag heutzutage so sehr unter Strom, dass sie vollkommen verlernt haben, auf ihren Körper zu achten und diese Signale wahrzunehmen. Das ist im Übrigen ein weiterer Grund dafür, dich in Achtsamkeit zu üben. Mit mehr Achtsamkeit lernst du, wieder besser auf dich zu hören, deinen Körper besser wahrzunehmen und seine Signale sehr viel schneller zu deuten. Dein Körper möchte genauso wenig krank sein wie du. Doch wenn du ihm nicht die Zeit und den Raum gibst, die er braucht, um dein Energielevel wieder auf einen guten Stand zu bringen, nimmt er die Sache selbst in die Hand. Denn wenn du krank wirst, musst du zwangsläufig etwas herunterfahren und dich ausruhen.

Dein Ziel sollte dabei natürlich sein, es gar nicht so weit kommen zu lassen. Allerdings ist das natürlich leichter gesagt als getan. Denn, anders als ein Arbeitgeber, hat dein Kind kaum Gnade, wenn du dich nicht gut fühlst und einen Tag Auszeit verlangst. Du kannst auch schlecht Urlaub einreichen. Was du jedoch tun kannst, ist, täglich mehr auf dich zu achten und dir kleine Oasen der Ruhe und der Entspannung zu schaffen, um so ein Ventil zu schaffen, über welches du deinen Stress ablassen kannst. Im Idealfall verhinderst du dadurch rechtzeitig, überhaupt krank zu werden.

Aktuell befindest du dich vermutlich in einem Teufelskreis. Du fühlst dich nicht super, aber auch nicht total schlecht, sodass du es vor dir selbst rechtfertigst, wenn du dir keine Ich-Zeit gönnst. Du kommst irgendwie durch den Tag und bist erleichtert, wenn du dich abends vollkommen müde ins Bett legen kannst. Und während du dann im Bett liegst, denkst du darüber nach, wie gut es dir tun würde, dir ein bisschen Zeit für dich zu nehmen. Doch diesen Gedanken verwirfst du am nächsten Morgen wieder, nachdem du nachts ausreichend Energie gesammelt hast, um wieder gerade so durch den Tag zu kommen.

Doch warum willst du dich mit dieser eingeschränkten Energie zufriedengeben? Hast du dich je in ein Auto gesetzt, das gerade noch so viel Benzin hatte, dass du an deinem Ziel angekommen bist? Wie hast du dich in diesem Moment gefühlt, oder wie würdest du dich in einer solchen Situation fühlen? Wärst du entspannt? Oder würdest du dich die ganze Zeit fragen, ob das Benzin wirklich ausreicht? Was passiert, wenn du plötzlich im Stau stehst und der Zeiger der Benzinanzeige immer weiter sinkt? Was ist, wenn du mal etwas mehr aufs Gaspedal drückst und mehr Benzin verbrauchst als geplant? Oder was machst du, wenn du dich verfährst und eine längere Strecke zurücklegst als beabsichtigt?

Mit all diesen Gedanken und einem gerade ausreichend gefüllten Benzintank wirst du kaum entspannt und konzentriert fahren können. Genauso gestaltet es sich mit deinem Körper und deiner Energie: Wenn du dir gerade so viel Zeit gönnst, dass du über den Tag kommst, bist du nicht in Topform und kannst von deinem Körper nicht verlangen, dass er für lange Zeit bei diesem Spiel mitmacht. Früher oder später rebelliert er sowohl mit physischen als auch mit psychischen Folgen des Stresses und lässt so die Alarmglocken in deinen Ohren schrillen. Dein Körper möchte dir nichts weiter sagen als „Halt! Bis hier und nicht weiter. Jetzt ist genug!“.

Bevor du gleich mehr über die schädlichen Folgen von Stress erfährst, ist es an dieser Stelle notwendig zu erwähnen, dass Stress sich in vielen unterschiedlichen Bereichen des Lebens wiederfindet und somit nicht unbedingt negativ sein muss.

Natürlich bringen viele Menschen zunächst einmal negative Gedanken in Verbindung mit diesem Wort, doch es besteht ein fundamentaler Unterschied zwischen dem sogenannten positiven Stress und dem negativen Stress:

- Positiver Stress ist Stress, der dich dazu motiviert, bestimmte Dinge zu machen. Er bringt dich an deine Ziele und hilft dir unter anderem dabei, nicht aufzugeben und am Ball zu bleiben.
- Negativer Stress hingegen ist oft von langer Dauer und erschöpft dich. Er raubt dir deine Energie und bietet dir nichts Positives.

Das, was dich also auf Dauer krank machen kann, ist der anhaltende negative Stress.

Wenn sich der Körper querstellt: physische Stresssymptome

Wie schon gesagt, besteht ein großer Unterschied zwischen dem sogenannten positiven und dem negativen Stress, was die Reaktion deines Körpers auf diese beiden Stressarten bestätigt. Denn solange du positiven Stress empfindest, reagiert dein Gehirn äußerst positiv auf diesen Umstand. Der positive Stress stellt sozusagen den Motivator dar, der deinem Körper dabei hilft, sein Bestes zu geben und Höchstleistungen zu vollbringen.

Vollkommen anders gestaltet sich dieser Umstand hingegen, wenn dein Gehirn negativen Stress wahrnimmt. Dann schrumpft sogar deine Gehirnmasse, was früher oder später dazu führt, dass deine Gedächtnisleistung nachlässt! Vielleicht hast du dich schon mal dabei ertappt, in Hausschuhen im Schnee zu stehen oder die Autoschlüssel im Tiefkühlfach wiederzufinden. Möglicherweise hast du deine Brille über mehrere Stunden hinweg gesucht, nur um sie auf deiner Nase zu finden, oder konntest dich beim besten Willen nicht daran erinnern, welchen Snack du fünf Minuten zuvor gegessen hast.

All diese kleinen Erinnerungslücken rechtfertigen vor allem Mütter gerne mit der Schwangerschafts- oder Stilldemenz, was eigentlich gar nicht falsch sein muss. Doch irgendwann dienen diese beiden „Gründe“ dann nur noch als Ausrede und verlieren somit an Bedeutung. Denn was ebenfalls dazu beitragen kann, dass du dich nicht mehr so gut konzentrieren kannst und unter einem schlechten Erinnerungsvermögen leidest, ist deine schrumpfende Gehirnmasse.

Daneben kann dauerhafter Stress noch zu diesen Folgen führen:

- Tinnitus
- Erkrankungen des Herz-Kreislauf-Systems, wie zum Beispiel Bluthochdruck, Ablagerungen in den Gefäßen und erhöhten Blutfettwerten – aber auch das Entstehen von Herzrhythmusstörungen, Herzrasen, Herzstolpern und Schwindelgefühlen stellt eine mögliche Folge einer langanhaltenden und sehr starken Stressbelastung dar
- Problemen im Magen-Darm-Bereich in Form von Sodbrennen, Magengeschwüren, Entzündungen der Magenschleimhaut, Übelkeit, Verlust des Appetits, Durchfall oder Verstopfungen und Völlegefühl
- Die Hormone, die dein Körper in sehr stressigen Situationen ausschüttet, lösen Prozesse aus, die zu der Schwächung des Immunsystems führen können. Somit sorgen sie dafür, dass sich dein Körper als Freiwilliger meldet, wenn Viren und Bakterien nach einem Menschen suchen, in dem sie sich ausbreiten und munter vermehren können. Klar – was ist schon eine kleine Erkältung? Als Supermama kannst du deinen stressigen Alltag problemlos mit einem Schnupfen bewältigen, oder? (Was es mit dem Begriff „Supermama" auf sich hat und wieso er ebenfalls Schuld daran trägt, dass du so viel Stress im Alltag erlebst, erfährst du weiter unten genauer.)

- Natürlich kannst du die Schuld für den großen Pickel auf deiner Stirn und den Hautausschlag auf deiner Wange den Chips oder der Laktose im Käse in die Schuhe schieben, doch das ändert nichts an der Tatsache, dass sich Stress auf die Dauer ebenfalls negativ auf die Haut auswirken kann. Nicht selten bilden sich nicht nur Pickel, sondern auch Rötungen, und in extremen Fällen entwickeln Menschen sogar eine Neurodermitis.
- Leidest du öfter unter Kopfschmerzen? Machen dir Verspannungen das Leben schwer? Hast du das Gefühl, doppelt so alt zu sein, wie du eigentlich bist? Fehlt nicht mehr viel und du läufst auf einem Gehstock abgestützt durch die Gegend? Schuld daran ist der Stress, der deine Muskulatur schwächt und somit bestimmte Schmerzen, wie zum Beispiel Kopfschmerzen, Rückenschmerzen, Schulterschmerzen oder auch einen verspannten Nacken, provoziert.

Wenn der Kopf voll und doch so leer ist: psychische Folgen von anhaltendem Stress

Stress bringt, wie schon gesagt, nicht nur physische Folgen mit sich, sondern eine zu hohe und langanhaltende Stressbelastung wirkt sich auch äußerst negativ auf deine Psyche aus. Vielleicht kennst du das Gefühl, nie einen Moment der Ruhe in deinem Kopf genießen zu können. Neben dem ganzen Mental Load finden sich dort zusätzlich Selbstzweifel und Selbstvorwürfe wieder, die gemeinsam verhindern, dass darin auch nur ein Moment der Stille herrscht.

Sobald du versuchst zu entspannen, melden sich unzählige Gedanken in deinem Kopf, die nicht nur den Umstand mit sich bringen, äußerst nervig und belastend zu sein, sondern dich früher oder später sogar ernsthaft krank machen können. Wenn du dich geistig nie entspannen und nie einfach nur auf dich, dein Wohlbefinden, deine Wünsche und Bedürfnisse sowie deine Gefühle achten kannst, äußert sich dies früher oder später auf diese Art und Weise:

- Probleme beim Ein- und/oder Durchschlafen
- Unzufriedenheit
- Schwierigkeiten mit der Konzentration
- innere Anspannung und Unruhe
- Nervosität
- Reizbarkeit
- Angst- und Panikattacken

Stress und Depressionen - eine unvermeidbare Partnerschaft?

Langanhaltender Stress kann früher oder später in einer Depression münden. Zu Zeiten eines als unangenehm empfundenen Drucks können Menschen noch aktiv versuchen, sich den schädlichen Folgen zu entziehen. Sie können lernen, achtsam mit sich umzugehen, um mit Hilfe eines Programms wie in diesem Buch der drohenden Gefahr eines Zusammenbruchs zu entkommen. Sind die Ursachen des ständigen Drucks und der Überbelastung erst einmal erkannt, kann das eigene und selbstbestimmte Handeln den Ausweg aufzeigen.

Eine Depression ist eine sehr ernstzunehmende Krankheit. Zum Glück führt eine Aneinanderreihung mehrerer stressiger Tage, an denen du dich überfordert und unzufrieden fühlst, noch nicht direkt zur Depression, sogar dann nicht, wenn du solchen Tagen auch beim besten Willen und mit dem größten Optimismus, den du noch aufbringen kannst, nichts Gutes mehr abgewinnst. Das sollte aber nicht dazu führen, diesen Zuständen keine Beachtung zu schenken. Warum solltest du dich auch nur einen einzigen Tag länger überfordert und unglücklich fühlen?

Wenn sich der Pessimismus in dein Leben eingeschlichen hat oder dich Unzufriedenheit und Überforderung zur Handlungsunfähigkeit verurteilt haben, ist es höchste Zeit für fachmännischen Rat und Beistand. Du solltest keinen Tag länger zögern und allen Mut zusammennehmen, um dir diese Hilfe zu holen. Es ist schade um jeden Tag, den du sinnlos leidest, weil du dich schwach und hilflos fühlst.

Depression ist eine Krankheit und keine Schwäche. Sie kann jeden noch so starken Mann und jede noch so starke Frau treffen und eben auch jeden, der über lange Zeiträume hinweg die eigenen Bedürfnisse missachtet. Folgt auf Anspannung keine Entspannung, auf Hektik keine Ruhe, können die gesundheitlichen Auswirkungen immens sein.

Plagen dich depressive Stimmungen und möchtest du aus diesem Teufelskreis von Überforderung und Mutlosigkeit heraustreten, kann dieses Buch ein wertvoller Ratgeber für dich sein. Negative Stimmungen lassen dich, sinnbildlich gesprochen, immer wieder im Stau stehen. Ein Programm wie dieses mag dir zwar zunächst einmal wie ein Umweg erscheinen, wo du doch geradewegs ans Ziel kommen möchtest. Veränderungen aber brauchen Zeit. Tiefsitzende Gewohnheiten und daraus resultierende Selbstzweifel lassen sich nicht quasi im Vorübergehen beseitigen. Achtsamkeit im Umgang mit sich selbst zu lernen, bedeutet zugleich, sich Zeit für sich zu nehmen. Obwohl das wie ein zusätzlicher Aufwand erscheint und gerade der Faktor „Zeit" eines deiner Probleme ist – es wird sich lohnen, sich auf diesen Versuch einzulassen.

Du wirst auf diesem scheinbaren Umweg viele neue Erfahrungen machen und Erkenntnisse gewinnen, die der Beginn zu einem wunderschönen neuen Abschnitt deines Lebens werden können. Entscheidend ist, dass du dir darüber klar wirst, was du mit diesem Programm erreichen möchtest.

Die Antworten auf einige der nachfolgend aufgeführten Fragen können dir helfen, dein Ziel klar zu formulieren.

- Fühlst du dich manchmal wie gelähmt?
- Hast du das Gefühl, die Zeit als Mama nicht wirklich genießen zu können?
- Fühlst du dich unter Druck gesetzt, und hat sich der Stress in dein Leben geschlichen?
- Hast du nicht nur das Gefühl, als Beifahrerin statt als Fahrerin im Auto deines Lebens zu sitzen, sondern sogar als Gefangene im Kofferraum zu liegen, während

dir ein Klebeband auf dem Mund verbietet zu sprechen und deine verbundenen Arme und Beine keine Chance haben, sich zu bewegen?

- Fällt es dir schwer, Freude zu empfinden?

Lautet deine Antwort auf diese Fragen hauptsächlich „Ja", bietet es sich für dich an, dich die nächsten Tage über zu beobachten, um feststellen zu können, ob es sich um eine Phase der depressiven Verstimmung handelt oder ob du tatsächlich depressiv bist und dir am besten Hilfe in Form einer Therapie suchst. In jedem Fall bist du unglaublich stark und nicht weniger Mama, weil du Hilfe in Anspruch nimmst oder gerade einfach die Sonnenstrahlen am Himmel unter einem dicken Nebelschleier nicht siehst.

Du bist, was du isst!? Wie Nährstoffmangel und Stress miteinander zusammenhängen

Vielleicht hast du schon den Spruch „Du bist, was du isst" gehört. Tatsächlich nimmt die Nahrung, die wir zu uns nehmen, einen sehr großen Einfluss auf unser Wohlbefinden, auf unsere Gesundheit sowie auf unsere Stimmung.

Eine gesunde Ernährung ist für den Körper wie das feste Fundament eines Hauses – es ist absolut essenziell, dass du dich gesund ernährst und darauf achtest, viele unterschiedliche Lebensmittel auf deinem Teller wiederzufinden. Dennoch gibt es Erkenntnisse darüber, dass trotz einer gesunden und ausgewogenen Ernährung viele Menschen einen Nährstoffmangel aufweisen.

Wie kann es aber sein, dass du an einer Unterversorgung von Nährstoffen leidest, wenn du täglich Obst und Gemüse zu dir nimmst? Um deinen Körper möglichst ausreichend mit allen nötigen Vitaminen, Mineralstoffen sowie Ballaststoffen und sekundären Pflanzenstoffen zu versorgen, empfiehlt die Deutsche Gesellschaft für Ernährung, täglich 400 Gramm frisches Gemüse und 250 Gramm frisches Obst zu verzehren. Das wird von vielen Menschen in der heutigen Zeit kaum umgesetzt. Denn das großzügige Angebot an industriell verarbeiteten Lebensmitteln und Fast Food in den Supermärkten ist vor allem für gestresste Menschen sehr verlockend und eine schnelle Alternative zu einem aufwändig selbstgekochten Essen.

Selbst wenn du dich dazu entscheidest, dich jeden Tag ausreichend mit frischem Obst und Gemüse zu versorgen, besteht dabei die Gefahr, dass diese Lebensmittel:

- mit Pestiziden behandelt wurden,
- zu früh geerntet wurden (der natürliche Reifeprozess ist unterbrochen worden),
- tausende von Kilometern transportiert wurden,
- nicht ausreichend Nährstoffe beinhalten
- auf Haltbarkeit und Optik gezüchtet wurden und nach neusten Erkenntnissen bewiesenermaßen nicht mehr die Nährstoffe enthalten, die in den Pflanzen steckten, die unsere Großeltern gegessen haben.

Das heißt, dass dich diese Lebensmittel nicht mehr umfangreich versorgen können. Hinzu kommt, dass sich durch besondere psychische und körperliche Anforderungen und Belastungen sowie Stress oder Krankheiten unser Nährstoffbedarf erhöht. Selbst wenn du es also schaffst, die Empfehlungen der Deutschen Gesellschaft für Ernährung einzuhalten, kann es sein, dass dein Körper nicht optimal versorgt ist.

Doch was heißt es überhaupt, nicht optimal versorgt oder sogar unterversorgt zu sein? Um eine Antwort auf diese Frage zu erhalten, ist es für dich nötig zu wissen, dass:

- Vitamine
- Mineralien
- sekundäre Pflanzenstoffe
- etc.

die alle unter die Kategorie der Vitalstoffe fallen, eine essenzielle Rolle in Bezug auf alle Stoffwechselvorgänge spielen, die sich täglich in unserem Körper abspielen. So tragen sie unter anderem die Verantwortung dafür, dem Körper Energie zu liefern und das Immunsystem zu stärken. Nicht zuletzt hebt eine optimale Versorgung auch unsere Stimmung.

Wie kannst du nun sicherstellen, dass du bestens mit allen notwendigen Vitalstoffen versorgt wirst?

Wäre es nicht schön, wenn du dir in deinem stressigen Alltag nicht auch noch darüber Gedanken machen müsstest? Die gute Nachricht ist, dass es seit einigen Jahren schadstoff-freie Nahrungsergänzungsmittel gibt, die der Frischkost gleichzusetzen sind und einen Mangel ausgleichen können.

Durch die einfache Anwendung dieser Mittel sparst du im Alltag nicht nur Zeit, es ist sogar auch kostengünstiger, deinen Vitalstoffbedarf und den deiner gesamten Familie auf diese Weise zu decken. Zudem sind sie hypoallergen und können somit bei vorhandenen Nahrungsmittelallergien verträglicher sein. Nahrungsergänzungsmittel sind in unserem meist stressigen Familienalltag eine deutliche Erleichterung. Wenn auch du davon profitieren möchtest, nimm gerne mit mir Kontakt auf. Am Ende des Buches findest du dafür meine Kontaktdaten.

Heißhungerattacke! Wie du mit solchen Gelüsten umgehen kannst

Hast du bei dir schon einmal festgestellt, dass du gerne zu vielen Snacks greifst, wenn du unter Strom stehst? Das Klischee der Mutter, die sich im Badezimmer versteckt und den Schokoriegel auspackt, bevor die Kinder merken, dass sie sich mehr als zehn Sekunden alleine im Badezimmer aufgehalten hat, ist keinesfalls nur ein Mythos.

Ab und zu ist es vollkommen legitim, seinen Gelüsten freien Lauf zu lassen und seinen Stress durch Fast Food und Süßigkeiten mildern zu wollen. Das Tückische an dieser Sache jedoch ist: Der Heißhunger verschwindet vielleicht für den ersten Moment, wenn du zur Schokolade oder zu den Chips gegriffen hast, doch wenig später klopft er erneut an deine Tür und verlangt nach mehr. Umso wichtiger ist es, dass du deinen Körper besser kennenlernst, zu deuten lernst, was er braucht, und verstehst, wie Stress und Nährstoffmangel Hand in Hand gehen.

Ist es nun ausschlaggebend, ob du deinen Heißhunger mit Schokolade, Gummibärchen oder anderen ungesunden Lebensmitteln stillst oder ihn stattdessen mit Nüssen, Obst und Gemüse besiegen möchtest? Für dich mag es im ersten Moment keinen Unterschied machen – bis auf die Tatsache, dass dir Schokolade und Co. zunächst eine sehr viel größere Befriedigung versprechen.

Doch für deinen Körper macht es einen durchaus großen Unterschied. Er kann aus gesunden Lebensmitteln die Nährstoffe nehmen, die er braucht, nach welchen er bei Fast Food und anderen ungesunden Snacks lange suchen kann, weil sie einfach nicht oder nicht in der ausreichenden und angemessenen Menge vorhanden sind.

Letztlich ist es von großer Bedeutung, dass du regelmäßig isst und auf die richtigen Lebensmittel zurückgreifst, dadurch lassen sich Heißhungerattacken vorbeugen. Hier einige Tipps, wie du im Fall der Fälle am besten mit diesen umgehen kannst:

- Verlangt dein Körper nach Süßigkeiten, besteht in der Regel ein Bedarf nach Kohlenhydraten. Dein Körper braucht dann nämlich einen Energiekick, den er durch die Süßigkeiten im ersten Moment zwar bekommen mag, doch welcher genauso schnell, wie er gekommen ist, auch wieder verschwindet. Am besten beugst du diesem Mangel durch den Verzehr von Nüssen oder Früchten vor und steuerst ihm mit diesen Lebensmitteln effektiv entgegen.
- Die gezielte Lust auf Schokolade weist in vielen Fällen darauf hin, dass in deinem Körper ein Mangel an Zink

und/oder Magnesium herrscht. Greifst du auf dunkle Schokolade mit einem hohen Kakaoanteil zurück, kannst du diesen Mangel durchaus mit dem Genuss eines Stücks Schokolade ausgleichen. Doch das ist nur der Fall, wenn die Schokolade einen wirklich hohen Kakaoanteil aufweist. Der Vorteil der Zartbitterschokolade besteht zudem darin, dass sie deinem Körper nicht nur die verlangten Nährstoffe bietet, sondern zugleich die Lust auf Süßigkeiten mindert. Andernfalls bietet es sich für dich an, zu anderen zink- und magnesiumreichen gesunden Lebensmitteln zu greifen. Unter anderem sind im Fall von Heißhunger auf Schokolade Sonnenblumenkerne, Kürbiskerne sowie Cashewkerne sehr gut geeignet.

- Würdest du gerne in ungesunden salzigen Snacks baden, weist das oftmals darauf hin, dass dein Körper Natrium braucht. In diesem Fall greifst du am besten auf Oliven, Brot oder auch Seefisch zurück.
- Läufst du Gefahr, dich ins Auto zu setzen, um zum nächsten Fast-Food-Restaurant zu fahren, weil du einen riesigen Appetit auf fettige Speisen verspürst? Dann kannst du dir anders behelfen, da dein Körper in diesem Fall eigentlich nur nach wertvollen und gesunden Fetten verlangt. Über Fast Food magst du zwar deinen Heißhunger im ersten Moment stillen, den Nährstoffmangel jedoch nicht ausgleichen können. Denn in Fast Food stecken keine guten und vollwertigen Fette. Diese findest du vielmehr in pflanzlichen Lebensmitteln wie Nüssen, Sesam, Avocados sowie Chia- und Leinsamen.

Erinnere dich daran, dass dein Körper bei Stress mehr Nährstoffe braucht als im Normalzustand!

Wenn aus „MasterChef" Mamachef wird - gesunde und schnelle Rezepte

Für dich ist es also fundamental, dass du deinen Nährstoffmangel an der Wurzel packst und Stress aus deinem Leben verbannst. Doch da dies meist nicht von heute auf morgen passiert, helfen dir unter anderem erstmal gesunde und ausgewogene Lebensmittel weiter, die dich mit den essenziellen Nährstoffen versorgen. Kombinierst du eine gesunde Ernährung mit den wertvollen Tipps und Tricks, auf die du in den kommenden Kapiteln bezüglich der Achtsamkeit stoßen wirst, bekämpfst du die Ursachen des Nährstoffmangels erfolgreich und schaffst die besten Rahmenbedingungen für ein gesundes Leben.

Wenn es schnell gehen muss und die ganze Familie Hunger hat, kannst du dich an dem nachfolgend aufgeführten praktischen Wochenplan orientieren. Denn viele der genannten Rezepte bieten sich bestens für die gesamte Familie an und treffen sicherlich den Geschmack der meisten Familienmitglieder.

Als Tipp, um etwas Stress aus der Zubereitung der Speisen zu nehmen, kannst du nicht nur mit deinem Kind gemeinsam den Wochenplan gestalten (sofern es alt genug ist), sondern auch die Speisen gemeinsam mit ihm zubereiten. Kinder können mit entsprechenden Utensilien bereits beim Schnippeln von Gemüse und anderer Lebensmittel helfen. So wird die Essensvorbereitung weniger stressig und dein Kind lernt zur selben Zeit, Verantwortung zu übernehmen. Außerdem macht es dadurch die Erfahrung, dass du ihm vertraust. Des Weiteren verbringt ihr automatisch mehr Zeit miteinander. Kochen kann somit mit geringem Aufwand zu einer schönen gemeinsamen Familienzeit werden.

Bitte beachte, dass diese Rezeptvorschläge lediglich für Menschen ohne Nahrungsmittelallergien und -unverträglichkeiten geeignet sind. Diese müssen ansonsten individuell berücksichtigt werden. Für Vegetarier und Veganer können die Rezepte leicht mit Hilfe entsprechender Alternativen abgeändert werden.

Wochentag	Frühstück	Mittagessen	Abendessen
Montag	Vollkorntoast, herzhaft oder süß belegt	Zucchini-Karotten-Kartoffel-Puffer mit Kräuterquark	Brot mit Avocado, Frischkäse(alternative) und Nüssen
Dienstag	Joghurt(alternative) mit Haferflocken und frischen Früchten	Frikadellen mit Bratkartoffeln	Baguette im Ofen überbacken mit Schinken, Tomaten und Käse
Mittwoch	Frischer Obstsalat mit Granola	Nudeln mit Tomaten-Gemüse-Soße	Kartoffelpuffer mit Apfelmus
Donnerstag	Schnelle Pfannkuchen, mit Beilage nach Bedarf	Gemüsepfanne mit Reis oder Couscous	Linsensuppe
Freitag	Smoothie aus frischen Früchten, Joghurt(alternative), Haferflocken und gegebenenfalls Milch(alternative)	Spaghetti Bolognese	Fischstäbchen mit Kartoffelbrei, Erbsen und Karotten

Samstag	Frühstückskuchen mit frischen Früchten	Hühnerfrikassee	Pizza selbst belegt nach persönlichem Geschmack
Sonntag	Bananenpfannkuchen mit Schokodrops	Mit Reis gefüllte Paprikaschoten	Kartoffelsuppe mit Wiener Würstchen

Wenn der kleine Hunger anklopft – leckere Snacks für zwischendurch

Viele Mütter packt die Verzweiflung, wenn sie es auch nur wagen, mit dem Gedanken zu spielen, gesunde Snacks vorzubereiten oder zu backen. Denn in diesem Fall müssen sie noch mehr Zeit in der Küche verbringen und sich hinterher damit beschäftigen, die Sauerei wieder aufzuräumen.

Doch wie es bei so vielen Dingen der Fall ist, handelt es sich bei der Zubereitung von Snacks einfach nur um eine Frage der Herangehensweise und Einstellung. Vielleicht haben deine Kinder ja Lust, dir bei der Zubereitung der Snacks zu helfen? Möglicherweise kannst du dies als feste Routine und gemeinsame Zeit in den Alltag integrieren und deinen Kindern gleichzeitig die Grundlagen einer gesunden und ausgewogenen Ernährung spielerisch beibringen.

Natürlich ist es aber auch mehr als verständlich, dass du dir nicht noch mehr zusätzliche Arbeit machen möchtest. Genau aus diesem Grund folgen an dieser Stelle ein paar

Anregungen für gesunde Snacks, die sehr schnell zubereitet oder sogar schon fertig sind:

- Studentenfutter
- Früchteschnitten (diese kannst du ganz nach deinem Geschmack und dem Geschmack deiner Kinder gestalten)
- Müsliriegel (wie Früchteschnitten kannst du auch diese nach deinem persönlichen Geschmack kreieren und somit ebenso den individuellen Vorlieben der Familienmitglieder bestens anpassen)
- Brot mit Avocadocreme
- Gemüsesticks mit Kräuterquark
- Obstteller
- Naturjoghurt mit Früchten
- Gemüsechips
- Popcorn (ohne Fett zubereitet oder zumindest mit Fett aus hochwertigen Fettsäuren)
- Trockenfrüchte
- hartgekochte Eier (Ein Highlight für Kinder sind bunte Eier - wer sagt, dass nur der Osterhase bunte Eier bringt? Koch doch einfach eine Ladung Eier und lass dein Kind diese nach Lust und Laune anmalen. Dann schmecken sie gleich zehnmal so gut!)
- Reiswaffeln mit Marmelade oder Frischkäse
- Smoothie mit Joghurt oder Buttermilch

Natürlich lassen sich noch sehr viele weitere gesunde Snacks kreieren. Einige kannst du dir bereits fertig kaufen, andere mit wenig Aufwand selbst zu Hause zubereiten. Wie gesagt, spricht absolut nichts dagegen, ab und zu der Lust nach ungesunden Lebensmitteln nachzugeben, doch grundsätzlich solltest du dich und dein Kind gesund ernähren.

Pass auf und gib acht! Was Achtsamkeit überhaupt ist

Eine ausgewogene Ernährung spielt eine bedeutende Rolle in Bezug auf dein Stressniveau und ist somit ebenfalls in Bezug auf das Entwickeln von Achtsamkeit nicht zu unterschätzen. Doch um Achtsamkeit kultivieren zu können, unterstützen dich neben einer vollwertigen Ernährung noch weitere Rahmenbedingungen. Darauf gehen wir nun detaillierter ein.

Achtsamkeit bedeutet, den gegenwärtigen Moment mit allen Sinnen wahrzunehmen und dem, was wir gerade tun, unsere ungeteilte Aufmerksamkeit zu schenken. Das ist für die allermeisten von uns eher nicht der Normalzustand. Noch den verschütteten Saft vom Vormittag im Kopf, bereitest du die Tasche für deinen Termin beim Arzt vor und reist mit den Gedanken schon weiter zum Nachmittag, um ja nicht zu vergessen, dass du den Waschmaschinenservice noch anrufen musst.

Die meisten gehen viel zu unbewusst und unachtsam mit sich um, obwohl jeder von uns Achtsamkeit entwickeln kann. Dabei kommt es häufig vor, dass insbesondere Mütter all ihre Mitmenschen zu Selbstliebe und Achtsamkeit mahnen, sich selbst dabei aber vergessen.

„Pass auf" oder „Gib acht" sind zwei Aufforderungen, die Eltern recht oft in den Mund nehmen, wenn sie sich an ihre Kinder wenden. Vor allem auf dem Spielplatz oder allgemein im Außenbereich mahnen Eltern ihre Kinder immer wieder zur Achtsamkeit. Doch was genau meinst du eigentlich damit, wenn du dein Kind darum bittest, achtzugeben oder aufzupassen?

Dahinter steckt die Bitte danach, seine Aufmerksamkeit darauf zu richten, was es macht. Du bittest dein Kind darum, sich auf seine Umgebung und auf das Hier und Jetzt zu konzentrieren, um so jeden Schritt bewusst setzen zu können.

Und genau das beschreibt, im Grunde genommen, am besten den Begriff der Achtsamkeit. Ganz egal, ob du dich als Mutter damit an dein Kind wendest oder ob du selbst mehr Achtsamkeit in dein Leben einziehen lassen möchtest – bei der Achtsamkeit geht es darum, sich dem Hier und Jetzt zu widmen und sich nicht in seinem Kopf mit abschweifenden Gedanken aufzuhalten.

Wenn du dein Kind zum Achtsamsein aufforderst, machst du das, weil du es liebst und nicht möchtest, dass ihm etwas passiert. Aus diesem Grund stellt die Tatsache, dass du dich damit beschäftigst, wie du mehr Achtsamkeit in dein eigenes Leben integrieren kannst, einen fundamentalen Akt der Selbstliebe dar. Mütter schenken ihren Kindern unendlich viel Liebe, doch vergessen dabei oft, sich selbst auch mit dieser Liebe gegenüberzutreten und zu behandeln. Die falsche Annahme, dass wir unseren Kindern Liebe rauben, wenn wir uns selbst lieben, verleitet sehr viele Mütter dazu, nicht achtsam genug mit sich selbst umzugehen und sich nicht ausreichend Liebe zu schenken.

Allerdings hat nicht nur dein Kind es verdient, Achtsamkeit zu entwickeln – auch du verdienst es, dich selbst dazu aufzufordern, achtsam zu sein und auf dich aufzupassen. Denn wenn du nicht auf dich achtest, führt das zu Stress. Welche Folgen Stress unter Umständen mit sich bringen kann, hast du bereits weiter oben erfahren.

Eigentlich kann man sagen, dass die Achtsamkeit das Gegenteil zum modernen Multitasking darstellt, welches Wissenschaftler schon seit geraumer Zeit alles andere als positiv eingestuft haben. Was sich im ersten Moment toll anhören mag, stellt sich als nicht sonderlich effektiv oder vorteilhaft heraus. Während das Multitasking bedeutet, auf mehreren Hochzeiten gleichzeitig tanzen zu wollen, stellt die Achtsamkeit quasi das Tanzen auf nur einer Hochzeit dar.

Um einen weiteren klugen Spruch und Vergleich einzubringen: Viele Köche verderben den Brei. Viele Gedanken,

Sorgen und Aktionen auf einmal ergeben einen Mix, der sich als wenig förderlich oder gar gewinnbringend herausstellt. Vielmehr ist es besser, wenn sich ein Koch mit der Zubereitung des Essens beschäftigt und genau weiß, welchem Rezept er folgt und welche Zutaten noch fehlen. Außerdem besteht bei mehreren Köchen die Gefahr, dass jeder Koch einen anderen Geschmack hat und das Rezept basierend auf den persönlichen Vorlieben abändern möchte.

Genau das passiert, wenn du zulässt, dass Sorgen, Gedanken und alles Äußere um dich herum außer deinen persönlichen Wünschen und Bedürfnissen dein Leben bestimmen. Räume dir also Zeit für dich alleine ein, nimm dich wahr und gehe achtsam mit dir selbst um.

Unter Achtsamkeit versteht man also die Konzentration auf:

- das Hier und Jetzt
- die eigenen Wünsche und Gefühle
- die persönlichen Bedürfnisse

Wie oft liegst du abends im Bett und kannst dich nicht daran erinnern, was du den Tag hinweg eigentlich gemacht hast? Grund dafür ist die Tatsache, dass du nicht achtsam bist, während du den Tag verbringst. Du hast viele Abläufe im Alltag inzwischen vermutlich so automatisiert, dass du dich nicht mehr auf sie konzentrieren musst, doch genau in diesem Punkt besteht das Problem.

Achtsam zu sein, bedeutet, das Essen in deinem Mund nicht nur kurz zu schmecken, sondern auch in all seinen Konsistenzen auf der Zunge zu spüren und bewusst zu genießen. Achtsam zu sein, heißt, auf dem Weg zur Bushaltestelle nicht blind geradeaus zu gehen, sondern den Wind auf der Haut zu spüren, die Blume an Wegrand zu bewundern und das Zwitschern der Vögel zu vernehmen. Das Achtsamsein beinhaltet ebenso, den Untergrund unter deinen Füßen zu spüren und einfach das Hier und Jetzt bewusst wahrzunehmen. Wie oft bist du die Strecke zwischen deinem Haus und der Bushaltestelle oder dem Kindergarten deines Kindes bereits gelaufen oder gefahren, ohne wirklich darauf zu achten, was dich auf dieser Strecke umgibt? Wenn man dich danach fragen würde, wüsstest du, welche Bäume dort stehen? Könntest du sagen, welche Farbe die Häuser haben?

Möglicherweise kannst du dich an dieser Stelle damit herausreden, kein fotografisches Gedächtnis zu haben, doch wenn du jeden Tag achtsam erlebst, nimmst du zahlreiche Details wahr, verspürst sehr viel weniger Stress und merkst vor allem, wann du wieder ein bisschen Zeit für dich selbst brauchst.

Alles in allem erleichtert dir Achtsamkeit dein Leben, weil du durch sie dir selbst näherkommst. Mit Achtsamkeit nimmst du also deine Wünsche und Bedürfnisse bewusst wahr und gibst Stress keine Chance, die Kontrolle über dein Leben zu übernehmen. Hört sich das gut an? Das Beste kommt noch! Denn all diese Aspekte, die die Achtsamkeit einschließt beziehungsweise fördert, gehen mit vielen weiteren Vorteilen einher, von welchen du profitierst, sobald du Achtsamkeit entwickelst und dir selbst mehr Liebe schenkst. Du verdienst es, geliebt und respektiert zu werden – in erster Linie von dir selbst.

Liebe dich, sei achtsam und pass auf dich auf. Dadurch kommst du automatisch in den Genuss der folgenden Vorteile, die Hand in Hand mit der Achtsamkeit gehen:

Du hast mehr Selbstbewusstsein

Das Wort „Selbstbewusstsein“ setzt sich aus zwei essenziellen Begriffen zusammen, also „Selbst“ und „Bewusstsein“. Beim Achtsamsein geht es darum, einen Bewusstseinszustand zu erreichen, der dir dabei hilft, dich auf das Jetzt zu konzentrieren und innere sowie äußere Eindrücke sehr viel besser wahrnehmen zu können. Dieses Bewusstsein, das du durch die Achtsamkeit entwickelst, bezieht sich in erster Linie auf dich selbst. Das ständige Aufopfern einer Mutter, die sich nie Zeit für sich nimmt und sich von Schuldgefühlen und Selbstzweifeln bestimmen lässt, findet durch das Umsetzen von Achtsamkeit im Alltag ein Ende.

Denn wenn du dir deiner selbst bewusst bist, fragst du dich nicht mehr, ob dein Verhalten mit dem gesellschaftlichen Idealbild der Mutter übereinstimmt oder was andere Mütter an deiner Stelle machen würden. Vielmehr ist dir wichtig, was du fühlst, was du möchtest und was du brauchst. Du siehst dich und kannst mit diesem Selbstbewusstsein ein sehr viel entspannteres und erfüllteres Leben führen.

Viele Mütter haben an dieser Stelle Angst davor, egoistisch oder selbstverliebt zu wirken. Du bist jedoch weder egoistisch noch selbstverliebt, wenn du an dich selbst denkst und deine Wünsche und Bedürfnisse wahrnimmst und erfüllst. Im Gegenteil: Du lebst deinem Kind vor, wie maßgeblich es ist, auf sich zu achten und die eigenen Wünsche und Bedürfnisse eben nicht zu ignorieren. Und sobald du Achtsamkeit regelmäßig in dein Leben integrierst, gehst du nicht nur achtsam mit dir selbst um, sondern zugleich mit deinen Mitmenschen.

So wirst du feststellen, dass es dir immer leichter fallen wird, die Gefühle deiner Kinder wahrzunehmen, mit ihnen über ihre Wünsche zu sprechen und die Bedürfnisse innerhalb der Familie miteinander zu vereinbaren. Beim Achtsamsein geht es nicht um Selbstverliebtheit oder Egoismus, sondern um Wohlbefinden, Stressminderung und ein gesundes, glückliches Leben voller Selbstliebe und Selbstbewusstsein.

Stress kann dir nicht mehr so viel anhaben

Jeder Mensch reagiert anders auf Stress. Doch in vielen Fällen fallen die Symptome insbesondere bei Müttern ähnlich aus. Du hast das Gefühl, dass:

- dir der Kopf platzt.
- du nicht mehr weißt, wie du alles unter einen Hut bekommen sollst.
- du dich nicht mehr konzentrieren kannst.
- du nichts auf die Reihe bekommst.

Vielleicht reagierst du sogar psychosomatisch auf den Stress und leidest unter Kopfschmerzen, Bauchweh oder Verdauungsstörungen. All diese unvermeidbaren Folgen von Stress haben keine Chance mehr, dich zu quälen, sobald du wirklich achtsam mit dir umgehst. Denn wieso kommt es überhaupt zu Stress?

- Du nimmst dir zu viel vor.
- Du sagst Ja zu Dingen, zu denen du eigentlich lieber Nein sagen würdest.
- Du übergehst dich, deine Wünsche, Bedürfnisse und Gefühle permanent.
- Du setzt dich immer wieder auf die letzte Stelle auf deiner Prioritätenliste.

All dies passiert allerdings nicht mehr, sobald du achtsamer wirst und auf dich aufpasst.

Ein weiterer Grund dafür, dass wir unter Stress leiden, besteht in der Tatsache, dass wir zu sehr in der Vergangenheit festhängen oder uns viel zu viel damit beschäftigen, was in der Zukunft wohl passieren könnte. Hinzu kommt der Mental Load. Alleine der Blick auf die To-do-Liste für den kommenden Tag löst bei vielen Müttern Stress aus, weil sie nicht nur mit der Wucht des Mental Load zu kämpfen haben, sondern sich auch noch den Kopf über die Frage zerbrechen, wie sie all diese Dinge überhaupt bewältigen sollen.

Wenn du durch mehr Achtsamkeit im Alltag lernst, mehr und vor allem bewusst im Hier und Jetzt zu leben, kannst du dich sehr viel objektiver deiner To-do-Liste widmen und dich nicht direkt von ihr in einen Zustand des Stresses katapultieren lassen. Du kannst die Liste besser einschätzen und mit deinen Wünschen, Bedürfnissen und Gefühlen abgleichen. Sicherlich schließt das nicht aus, dass sich auf der Liste möglicherweise Dinge wiederfinden, die dir keine Freude bereiten, doch du lernst, diese auf ein Minimum zu beschränken und so zu gestalten, dass sie nicht deinem Wohlbefinden sowie deinen Bedürfnissen in die Quere kommen. Denn beim Praktizieren von Achtsamkeit geht es nicht darum, nur noch das zu machen, was dir Spaß macht, sondern darum, deine Sichtweise zu ändern und dich nicht vom Stress einnehmen zu lassen.

Unter anderem hilft dir die Achtsamkeit außerdem dabei, dich nicht in die Opferrolle zu begeben und den Stress als Verantwortlichen deiner Situation anzusehen. Stattdessen unterstützt sie dich dabei, den Grund für deinen Stress auszumachen. Wenn du diesen kennst, kannst du sehr viel besser Lösungen finden, um ihn zu minimieren und nicht mehr dein Leben bestimmen zu lassen. Du wirst allgemein sehr viel resilienter und kannst selbst in sehr stressigen Situationen einen klaren Kopf behalten.

Weitere Vorteile, die mit der Achtsamkeit einhergehen und dir das Leben erleichtern, wenn du dir die weiter unten aufgeführten Tipps und Tricks zu Herzen nimmst und sie in deinen täglichen Ablauf integrierst, bestehen in den folgenden Punkten:

- Deine Konzentration verbessert sich, weil deine Gedanken nicht ständig abschweifen und du dich auf das Hier und Jetzt zu konzentrieren lernst.

- Da du durch mehr Achtsamkeit weniger Stress hast, wirkt sich das zugleich sehr positiv auf deine psychische Gesundheit aus.
- Indem du dich mit deinen eigenen Wünschen, Gefühlen und Bedürfnissen intensiver auseinandersetzt, bist du automatisch anderen Menschen gegenüber sehr viel offener und empathischer.
- Wenn vielleicht normalerweise ständig verschiedene Sorgen dein Leben bestimmen, wirst du dank mehr Achtsamkeit viel weniger „Was wäre, wenn…“-Szenarien vor deinem inneren Auge haben. Denn dann befasst du dich nicht so sehr damit, was alles schiefgehen könnte, weil du dich mehr auf das Hier und Jetzt konzentrierst und nicht zulässt, dass du mit deinen Gedanken zu sehr abschweifst. Infolgedessen schläfst du nachts besser und hast allgemein eine sehr viel positivere Einstellung.

Sieben Fliegen mit einer Klappe schlagen? - Das macht die Achtsamkeit mit ihren sieben Säulen!

Wie du siehst, spielt die Achtsamkeit eine ausschlaggebende Rolle, um ein selbstbestimmtes und glückliches Leben führen zu können. Sie hilft dir dabei, dich nicht unterbewusst mit Idealbildern zu vergleichen und zu akzeptieren, dass du keinem bestimmten Bild entsprechen musst, um eine gute Mutter zu sein.

Wie du ebenfalls lesen konntest, handelt es sich bei der Achtsamkeit um etwas, was man sich aneignen und trainieren kann und sich – vor allem für die eigenen Kinder – wünschen würde. Doch dein Kind lernt das Achtsamsein sehr viel besser, wenn du es ihm vorlebst, anstatt es stets nur darauf hinzuweisen, dass es aufpassen und auf sich achtgeben soll. Im Grunde genommen weißt du bereits, was Achtsamkeit bedeutet. Dieses Buch hilft dir dabei, dieses Wissen wachzukitzeln und mit einigen gezielten Übungen zu erweitern, sodass du am Ende all die Informationen hast, die dich dazu bringen, entspannter, stressfreier sowie mit mehr Selbstbewusstsein und Selbstliebe dein eigenes Leben zu gestalten.

Bevor du nun mehr darüber erfährst, wie du die Achtsamkeit als beständige Konstante in dein Leben integrierst, ist es nützlich, mehr über die sogenannten sieben Säulen der Achtsamkeit zu erfahren.

An und für sich mögen viele Menschen wissen, dass die Achtsamkeit, bzw. das Konzept der Achtsamkeit den Ursprung im Buddhismus findet. Die 7 Säulen stammen jedoch nicht aus dem Buddhismus, was an der Tatsache liegt, dass unter anderem der Begriff der Resilienz bereits seit geraumer Zeit Einzug in die westliche Welt gefunden hat. In der Tat handelt es sich bei den 7 Säulen der Achtsamkeit um ein Modell, welches die US-amerikanischen Forscher Dr. Karen Reivich und Dr. Andrew Shatté zum ersten Mal in ihrem Buch „The Resilience Factor: 7 Keys to finding your inner strength and overcoming life´s hurdles“ erwähnt und dargestellt haben.

Bei diesen sieben Säulen handelt es sich um die folgenden:

1. Nicht-Urteilen

Ist dir schon einmal aufgefallen, wie leicht es dir fällt zu urteilen? Nicht nur über andere Menschen, sondern in allererster Linie über dich selbst. Wie oft sagst du dir, dass du faul, langsam, schwach etc. bist? Aus diesem Grund bezieht sich die erste Säule der Achtsamkeit darauf, nichts und niemanden zu bewerten – weder deine Mitmenschen noch dich selbst. Nimm dich so an, wie du bist, und führe dir immer wieder vor Augen, dass du so genau richtig bist.

2. Geduld

Ungeduld führt oft zu Anspannung, und diese wiederum bringt nicht selten Stress mit sich. Umso besser ist es also, sich in Geduld zu üben und sich nicht so schnell aus der Ruhe bringen zu lassen. Gehe den Tag gelassen an und lass dich nicht so schnell verunsichern. Du bist ein bisschen später dran? Das ist eben so. Um dich noch intensiver in Geduld üben zu können, kannst du es sogar ganz gezielt langsam angehen lassen und alles, was du am Tag machst, besonders langsam erledigen.

3. Nichtwissen

Oft denken wir, dass wir alles über uns selbst und über die Menschen, die uns nahestehen, wissen. Doch es gibt so viele Dinge, die dich selbst sowie deine Mitmenschen betreffen, die du noch gar nicht wusstest. Gib also dir selbst gegenüber zu, nicht alles zu wissen. Lass dich überraschen und lerne Neues kennen. Betrachte dein Leben mit Neugierde.

4. Vertrauen

Du kennst sie bestimmt – diese Selbstzweifel, die dich kontinuierlich daran zweifeln lassen, ob das, was du machst, wirklich richtig ist. Vor allem Mütter zweifeln immer wieder an sich und daran, wie sie die Mutterrolle erfüllen. Mit diesen Selbstzweifeln gehen außerdem Stress und Unsicherheiten einher, die nur darauf warten, dich in den Boden stampfen zu können. Mit Vertrauen in dich und deine Handlungen sowie in deine Gefühle lernst du, diese nicht mehr zu unterdrücken, sondern darauf zu vertrauen, dass deine Bedürfnisse und Wünsche ihre Berechtigung haben. Vertraue auf deine Kraft, auf deine Intuition, auf dich und auf deine Klarheit. Das heißt, dass du klar weißt, was deine Wünsche und deine Bedürfnisse sind und, dass du einen realistischen Blick auf dein Leben bekommst. Keine utopischen und unrealistischen Erwartungen, die auf vollkommen falschen und veralteten Idealbildern basieren, sondern deine persönliche Wahrheit, die du ganz klar vor deinen Augen siehst.

5. Den Dingen ihren Lauf lassen

Es spricht absolut nichts dagegen, ehrgeizig zu sein. Gefährlich wird dieser Ehrgeiz jedoch, wenn sich alles nur noch darum dreht, dem Idealbild der Mutter zu entsprechen und die unrealistischen Ansprüche, die viele Mütter an sich haben, erfüllen zu wollen. Manchmal ist es besser, den Dingen ihren Lauf zu lassen. Plane nicht zu viel, nimm dir nicht zu viel für einen Tag vor und lass mehr Entspannung in dein Leben einziehen.

6. Akzeptanz

Eigentlich stimmt es, dass es nicht darauf ankommt, wie sich eine Situation gestaltet, sondern dass es sehr viel entscheidender ist, was man aus ihr macht. Gleichzeitig ist es nötig, dass du dir vor Augen führst, dass es schlicht und ergreifend bestimmte Dinge gibt, die du nicht ändern kannst. Was bringt es dir, dich so lange über den umgekippten Kakao zu ärgern? Ändert dein Ärger etwas an der Situation? Nein! Um genau zu sein, machst du dir so nur noch mehr Stress. Aus diesem Grund stellt die sechste Säule der Achtsamkeit die Akzeptanz dar: Akzeptiere Situationen und arbeite an deiner Einstellung. Lass dich nicht vom Ärger leiten, sondern atme tief durch und verfalle vor allem nicht in Panik.

7. Loslassen

Bei der siebten und somit letzten Säule der Achtsamkeit handelt es sich um das Loslassen: Viele von uns tragen einiges an Ballast aus der Vergangenheit mit sich herum. Das schwere Gewicht unterbewusster Anforderungen und Idealbilder beeinträchtigt vor allem viele Mütter, weshalb es so immens bedeutsam ist, loslassen zu können. Lass also Negatives, so gut es geht, los und schaffe dadurch Platz für mehr Achtsamkeit, Selbstliebe und Selbstbewusstsein.

Übung macht den Meister! Achtsamkeit trainieren

Du hast nun schon einiges über die Bedeutung von Achtsamkeit erfahren und fragst dich jetzt mit Sicherheit, welche Übungen dir dabei helfen können, achtsamer mit dir selbst umzugehen und allgemein achtsamer durchs Leben gehen zu können.

Denn in der Theorie hört sich das alles wunderbar an, doch vor allem gestresste Mamas, die einen sehr vollen und hektischen Alltag haben, wünschen sich gezielte Übungen, an denen sie sich orientieren können und die sich für die unkomplizierte Integration in den Alltag anbieten.

Aus diesem Grund erhältst du anschließend ein paar leicht in den täglichen Ablauf einzubauende Übungen an die Hand, die dir zu mehr Achtsamkeit verhelfen und dabei bestens für deinen vollen und stressigen Alltag als Mutter geeignet sind.

Atme bewusst

Hast du schon einmal darauf geachtet, wie sich deine Atmung verändert, sobald du unter Stress stehst oder wenn du aufgeregt bist? Dein Atem sagt sehr viel über deinen Gemütszustand aus, weshalb es auch so viele unterschiedliche Atemübungen gibt, die dir unter anderem in stressigen Situationen dabei helfen können, wieder etwas zu entspannen und Stress abzubauen.

Doch nicht alleine solche gezielten Übungen helfen dir dabei, dich zu entspannen, sondern auch das einfache bewusste Ein- und Ausatmen bringt bereits wertvolle Vorteile mit sich. Indem du nämlich deinen Fokus auf den Atem richtest und bewusst wahrnimmst, wie du atmest, schulst du dich in Achtsamkeit.

Besonders vorteilhaft daran ist die Tatsache, dass du diese Übung ohne Probleme und jederzeit in deinen Alltag integrieren kannst. Wann immer du merkst, nicht achtsam zu sein, kannst du für einen Moment innehalten und ganz bewusst wahrnehmen, wie du atmest. Spüre die Luft, die durch deine Nase oder durch deinen Mund in deinen Körper strömt. Spüre, wie es sich anfühlt, wenn du einatmest, und atme bewusst wieder aus. Dadurch kannst du überdies deinen Atem wieder regulieren, wenn du aufgrund einer stressigen Situation unregelmäßig oder sehr hektisch atmen solltest.

Mach Yoga

Beim Yoga geht es unter anderem darum, sich und seinen Körper besser kennenzulernen. Die einzelnen Übungen verlangen viel Aufmerksamkeit und Körperbeherrschung. Wir können unseren Körper allerdings nur dann beherrschen, wenn wir uns mit ihm auseinandersetzen. Zudem können wir durch Yoga bestimmte Körperteile gezielt trainieren und entspannen und somit letztlich sogar mental von den Übungen profitieren.

Vorteilhaft an Yoga gestaltet sich die Tatsache, dass du zahlreiche Übungen finden wirst, die sich sowohl für dich anbieten als auch es dir ermöglichen, Yoga gemeinsam mit deinem Kind durchzuführen. So lebst du diesem das Praktizieren von Achtsamkeit direkt vor und beziehst es direkt in die Übungen mit ein. Ein willkommenes Plus ist, dass du dir in dem Fall keine Gedanken darüber machen musst, wann du die Übungen in deinen vollen Alltag integrieren kannst: Mach Yoga einfach gemeinsam mit deinem Kind!

Meditiere

Viele Menschen kombinieren Yoga mit Meditation, was sich sehr gut anbietet. Denn sowohl Yoga als auch Meditation spielen eine fundamentale Rolle bezüglich der Achtsamkeit und helfen dabei, ein besseres Bewusstsein dem eigenen Körper und dem Geist gegenüber zu entwickeln. Während sich Yoga vor allem an den Körper, aber in gewissen Teilen ebenfalls an den Geist wendet, liegt der Fokus der Meditation vor allem auf der Kontrolle der eigenen Gedankengänge und somit auf der geistigen Gesundheit.

Während es sehr viele unterschiedliche Meditationsübungen gibt, die dich dabei unterstützen können, mehr Achtsamkeit in dein Leben zu integrieren, suchst du dir am besten diejenigen heraus, die dich am meisten ansprechen und mit welchen du somit am ehesten etwas anfangen kannst. Einer besonders großen Beliebtheit erfreuen sich unter anderem das bewusste Wahrnehmen des ganzen Körpers und das gezielte Entspannen einzelner Körperteile.

Auch das Sprechen von Mantras kann dir während des Meditierens guttun. Später wirst du zudem mehr über positive Affirmationen erfahren, die dir bei der Entwicklung einer positiveren Einstellung helfen werden.

Iss bewusst und achtsam

Wie oft schlingst du dein Essen einfach hastig herunter? Und wie häufig kommt es vor, dass dein Kind ein neues Glas, eine neue Gabel oder etwas anderes braucht, was dich dazu veranlasst aufzustehen und dein Essen nicht in Ruhe genießen zu können? Du kennst das bestimmt: Wenn du die Aufmerksamkeit deines Kindes auf dich ziehen möchtest, musst du dich lediglich mit einem Snack oder einem Getränk hinsetzen und es dir für einen kurzen Moment gemütlich machen.

Es ist jedoch enorm wichtig, dass du dein Essen bewusst zu dir nimmst und genießt. Iss dein Essen also nicht bloß, weil du Hunger hast und es brauchst, um deinen Hunger zu stillen, sondern iss es, weil es dir schmeckt.

Riech an deinem Essen, bevor du es isst, und beobachte die Reaktion deines Körpers. Wie fühlt es sich an, wenn du an dem Essen riechst? Läuft dir dabei vielleicht schon das Wasser im Mund zusammen? Dann steckst du das Essen in den Mund. Wie fühlt es sich an? Welche Konsistenz hat es? Ist es zum Beispiel cremig? Ist das Essen heiß oder kalt? Jetzt kaust du es, und die einzelnen Geschmacksnuancen können sich entfalten. Was schmeckst du? Sind einige Geschmäcke stärker als andere?

Indem du jeden Bissen bewusst genießt, trainierst du nicht nur das achtsame Essen, sondern tust auch deiner Verdauung etwas Gutes. Denn je länger du deine Mahlzeit kaust, umso leichter fällt es deinem Körper später, das Essen zu verarbeiten.

Dieses bewusste Wahrnehmen mit allen Sinnen kannst du übrigens ebenso in Form anderer Übungen in deinen Alltag integrieren. Wenn du dich beispielsweise auf einem Spaziergang mit deinem Kind im Freien befindest und Stöcke oder Blätter sammelst, kannst du:

- die Farben der Blätter genau betrachten.
- die Struktur der Blätter näher untersuchen.
- intensiv spüren, wie sich der Stock oder das Blatt unter deinen Fingern anfühlt.
- an dem Stock oder Blatt riechen und den Geruch bewusst aufnehmen.
- etc.

Leg dich auf den Rasen und nimm deine Umgebung wahr

Oftmals nehmen wir unsere Umgebung gar nicht wirklich wahr, weil wir zu sehr damit beschäftigt sind, von einem Gedanken zum nächsten zu schweifen und von einem Ort zum anderen zu hetzen. Um dich in Achtsamkeit zu üben, ist es notwendig, deinen Alltag etwas zu entschleunigen und deinen Blick für die unmittelbare Umgebung wieder zu öffnen.

Eine Möglichkeit dafür stellt der Aufenthalt in der freien Natur dar. Allgemein hat diese einen sehr positiven Einfluss auf uns, und zahlreiche Experten raten Eltern dazu, ihren Kindern viel Zeit in der freien Natur einzuräumen.

Leg dich beispielsweise einmal auf den Rasen und schau in den Himmel. Betrachte die Wolken, entdecke Formen in ihnen und lausche nebenbei den Geräuschen, die dich umgeben. Diese Übung kannst du ebenso gut gemeinsam mit deinem Kind durchführen, indem du es dazu einlädst, sich zu dir zu legen und ebenfalls nach Figuren, Tieren oder Fantasiewesen am Himmel Ausschau zu halten.

Gehe barfuß auf der Wiese spazieren

Unabhängig davon, ob du dich mit Spiritualität beschäftigst oder nicht, und ganz egal, ob du das Erden ein wenig skeptisch mit Esoterik in Verbindung bringst – auf dich und dein allgemeines Wohlbefinden wirkt sich diese sognannte Erdung äußerst positiv aus.

Darunter versteht man das direkte Stehen auf dem Boden in der Natur – am besten barfuß. Wie wäre es, wenn du dich auf eine Wiese begibst und barfuß darüber läufst? Nebenbei kannst du dich an den Blumen erfreuen und den Geräuschen der Natur lauschen. Nimm den Untergrund bewusst unter deinen Füßen wahr und merke, wie du dich hinterher sowohl physisch als auch psychisch direkt viel besser fühlst als zuvor.

Halte das Stoppschild hoch

Kennst du das? Dein Kind liegt endlich im Bett, und nach unzähligen Versuchen, dich leise aus dem Zimmer zu entfernen, hast du es endlich geschafft, dich auf Zehenspitzen aus der Höhle des schlafenden Löwen zu schleichen und all die Dinge zu machen, die du für die Zeit geplant hast, in der dein Kind schläft.

Daran, dass du die Stunden, in der dein Kind schläft, nutzen möchtest, um verschiedene Sachen zu machen, ist eigentlich nichts auszusetzen. Doch bevor du dich diesen Dingen widmest, kannst du dich für einen Moment in Achtsamkeit üben, indem du dir selbst ein Stoppschild vor die Nase hältst. Dein Kind ist eingeschlafen, und du möchtest dich aus dem Zimmer begeben. STOPP. Halte für einen Moment inne und stoppe die Gedanken, die sich direkt Gehör verschaffen wollen.

Denk für einen Moment nicht daran, was du noch alles machen wolltest, sondern schau dein Kind einfach nur eine Zeit lang an. Nimm seine ruhige Atmung wahr, seinen entspannten Gesichtsausdruck, seine Wangen, sein Näschen und seine Lippen. Richte im Anschluss daran deine Aufmerksamkeit auf dich und deine Gefühle: Was spürst du in diesem Moment? Welche Gefühle machen sich in dir breit? Wie verhält sich dein Atem?

Du wirst merken, dass jeder Moment in deinem Alltag die Möglichkeit mit sich bringt, zu einem Moment der Achtsamkeit zu werden. So bietet sich das Lenken deiner Aufmerksamkeit auf deinen Atem dafür an, die bereits erwähnte Achtsamkeitsübung des bewussten Atmens durchzuführen.

Eigentlich wissen wir, wie wir achtsam mit uns umgehen können, wir haben dieses Wissen lediglich in die hinterste Ecke unseres Unterbewusstseins geschoben. Mit den Achtsamkeitsübungen aus diesem Buch lernst du das aktive Praktizieren von Achtsamkeit und kannst dadurch sogar in sehr stressigen Situationen ruhig und entspannt bleiben.

Was bleibt dir außerdem anderes übrig? Dein Kind wird nicht schneller einschlafen, wenn du dich aufregst, und der Stau, in dem du vielleicht stehst, wird sich auch nicht auflösen, weil du unaufhörlich hupst. Die Pizza im Ofen wird nicht schneller fertig und der Kassierer wird sein Tempo nicht steigern, wenn du sauer wirst und dich von deiner Wut mitreißen lässt. Nutze solche Momente stattdessen, um deinen Fokus auf dich, deine Gefühle und deine Gedanken zu lenken und dich in Geduld und Achtsamkeit zu üben.

Beschreibe Objekte

Wie sieht dein Kleiderschrank eigentlich genau aus? Könntest du die Vitrine beschreiben, die in dem Büro steht, in dem du seit vielen Jahren arbeitest? Viele Menschen nehmen ihre tägliche Umgebung gar nicht richtig wahr, weshalb du dich bei dieser Achtsamkeitsübung damit beschäftigst, dir ein Möbelstück ganz genau anzusehen und zu beschreiben. Lass dabei kein Detail aus und merke während des Betrachtens, dass du das Möbelstück womöglich noch nie wirklich bewusst wahrgenommen hast. Vor allem dann, wenn zwischen dem Schreien deines Kindes, dem kochenden Wasser auf dem Herd und dem Klingeln des Telefons Chaos herrscht und du nicht weißt, worauf du deinen Fokus als Erstes richten sollst, hilft dir diese Übung dabei zu lernen, deinen Fokus vollständig auf eine Sache zu richten.

Frage nach dem Warum

„Warum“ – ein auf den ersten Blick womöglich etwas unscheinbares Wort, das auf den zweiten Blick allerdings eine sehr große Wirkung haben kann. Vielleicht hast du sie schon hinter dir, möglicherweise liegt sie noch vor dir – die Warum-Phase deines Kindes.

Nimm dir dein Kind als Vorbild und frage dich selbst öfter nach dem Warum. Der Grund dafür liegt in den oft viel zu vollen To-do-Listen und den unzähligen Dingen, die Mütter machen, obwohl sie eigentlich keine Lust darauf oder keinen wirklichen Grund dafür haben. Hast du dich zum Beispiel mal wieder als Freiwillige für eine Schulveranstaltung gemeldet, obwohl du gar keine Zeit dafür hast? Oder droht in deinem Terminkalender der Termin für den Kaffeeklatsch mit Menschen, mit denen du eigentlich gar nicht wirklich etwas anfangen kannst? Warum tust du dir das an? Wieso klatschst du dir den Terminkalender voll? Weil es gut aussieht? Weil man das eben so macht und, weil es sich so gehört? Um für dich selbst herausfinden zu können, ob es wirklich notwendig ist, eine bestimmte Aktivität durchzuführen, frage dich das nächste Mal dreimal nach dem Warum. Erst, wenn du diese Frage dreimal mit einer zufriedenstellenden Antwort begründen kannst, kannst du für dich feststellen, ob du die Sache machen möchtest oder nicht. Zudem hilft dir diese Klarheit dabei, dich mit deinen Wünschen, Gefühlen und Motivationen besser kennenzulernen und achtsamer mit dir umzugehen.

Achtsamkeit als Mutter lernen – die ultimative Herausforderung?

Obgleich du jetzt einige Übungen zur Stärkung deiner Achtsamkeit an die Hand bekommen hast, wirst du dir vielleicht weiterhin die Frage danach stellen, wie du diese Übungen und allgemein mehr Achtsamkeit tatsächlich in deinen Alltag integrieren kannst. Dein Kind nimmt sehr viel deiner Zeit in Anspruch, und die bekannten Schuldgefühle, die sich breitmachen, wenn du dir etwas Zeit für dich einräumst, scheinen dich davon abzuhalten, dir diese Zeit bewusst zu nehmen, um das Achtsamsein gezielt zu üben.

Die Tatsache an sich, dass du dir aktiv Oasen der Entspannung und der Ruhe schaffst, stellt bereits eine sehr gute Übung zur Entwicklung von mehr Achtsamkeit dar. Denn dadurch achtest du auf dich, auf deine Gefühle und auf deine Bedürfnisse und nimmst sie bewusst wahr. Du nimmst dir somit Zeit für dich, sobald du merkst, dass sich dein Tank immer mehr leert, und handelst so ganz im Zeichen der Achtsamkeit.

So stressig dein Dasein als Mutter sein mag (und so abgedroschen der Spruch „Wo ein Wille ist, ist auch ein Weg“ klingen mag) – wenn du dir Zeit für dich nehmen möchtest und dir somit Oasen der Entspannung einplanst, wird sich in deiner individuellen Situation ein Weg finden, um zu mehr Achtsamkeit und somit auch zu mehr Entspannung zu gelangen.

Sobald du merkst, dass dir die Stimme deines Kindes im Kopf hängengeblieben ist und es nicht mehr viel braucht, bis du mit Kopfschmerzen auf sie reagierst, oder wenn du das Gefühl hast, nur noch ein weiteres Mal auf einen Legostein treten zu müssen, bis dir der Geduldsfaden reißt, deutet das darauf hin, dass du deine eigenen Grenzen übersehen und nicht wahrgenommen hast und dringend Zeit für dich brauchst.

Je mehr du dich in der Achtsamkeitspraxis übst und je mehr du dich kennenlernst und deine Selbstliebe, Selbstwertgefühl und Selbstvertrauen aufbaust, umso mehr wirst du deine persönlichen Grenzen setzen und einhalten können und somit automatisch den richtigen Zeitpunkt für deine Wohlfühloasen und deine Ich-Zeit finden, ohne Gefahr zu laufen, kurz vor dem Limit zu stehen.

Die meisten Übungen, die du bisher kennengelernt hast, bieten sich bestens an, um recht unkompliziert in deinen Alltag eingebaut zu werden, und du musst dir für das Durchführen dieser Übungen meist nicht einmal viel Zeit nehmen. Doch manchmal wünschst du dir einfach Zeit für dich. Um dir diese freizuschaufeln und dich in Achtsamkeit üben zu können, ist es daher unerlässlich, dass du dir ein paar weitere hilfreiche Tipps zu Herzen nimmst.

Hol deinen Partner und Verwandte mit ins Boot

Vor allem, wenn es sich um deinen Partner und den Vater des Kindes handelt, spielt es an dieser Stelle eine bedeutende Rolle, dass du das Wort „helfen“ aus deinem Wortschatz streichst. Wenn sich der Vater um sein Kind kümmert, hilft er dir nicht, sondern er geht lediglich seiner Verantwortung als Vater nach. Sprich dich mit deinem Partner ab, sodass du dir gezielt Zeit für dich einplanen kannst. Äußere ihm gegenüber deine Wünsche und Bedürfnisse und zeige dir selbst, dass du dich siehst und respektierst. Nimm ebenfalls gerne Verwandte in Anspruch und lass dich nicht von den Schuldgefühlen verunsichern, die dir deine Ich-Zeit vermiesen möchten. Vielleicht kennst du diese Gedanken:

- Du könntest jetzt Zeit mit deinem Kind verbringen, aber hast es lieber zu Oma und Opa abgeschoben.
- Was ist, wenn dich dein Kind gerade jetzt braucht?
- Müsstest du als Mama nicht jeden Moment mit deinem Kind genießen? Wieso genießt du die Zeit ohne dein Kind so sehr? Heißt das, dass du dein Kind nicht so liebst, wie du es als Mutter tun solltest?
- Etc.

Deine Schuldgefühle warten quasi nur darauf, dir ein schlechtes Gewissen einzureden, weshalb es umso wichtiger ist, dass du genau weißt, wie du mit ihnen umgehen musst. Sie haben keine Macht mehr über dich, sobald du achtsam und fürsorglich mit dir umgehst und dir somit vollkommen bewusst darüber bist, dass du zwar Mutter bist und somit die Verantwortung für dein Kind trägst, dass du jedoch nicht ausschließlich für dein Kind lebst. Du bist eine Frau, die neben ihrem Kind noch andere Wünsche und Bedürfnisse hat.

Was nützt es deinem Kind, wenn es eine stets gestresste Mutter hat, deren Geduldsfaden regelmäßig reißt und die auf Sparflamme läuft und somit sehr reizbar ist? Ist es für dein Kind nicht sehr viel angenehmer, ab und zu Zeit mit anderen Bezugspersonen wie beispielsweise den Großeltern zu verbringen, mit ihnen Spaß zu haben und anschließend bei einer entspannten Mutter zu sein, die sich wahrnimmt, liebt und respektiert?

Wenn du das Achtsamsein trainierst, machst du das folglich nicht nur für dich selbst, sondern auch für dein Kind. Denn nicht nur du, sondern auch dein Kind profitiert von der Achtsamkeit und der Auszeit, die du dir nimmst, um neue Kraft zu tanken.

Entschleunige deinen Alltag

Um dich besser auf dich, deine Bedürfnisse und dein allgemeines Wohlbefinden konzentrieren und achtsam mit dir umgehen zu können, ist es unabdingbar, dass du deinen Alltag entschleunigst. Am besten machst du das, indem du dich nicht davor scheust,

- deine To-do-Liste zu minimieren.
- Hilfe in Anspruch zu nehmen.

Wirf einen Blick auf deine To-do-Liste und sei ganz ehrlich zu dir selbst: Welche Aktivitäten befinden sich auf deiner Liste, die du eigentlich streichen könntest oder aber seltener durchführen kannst? Beschäftige dich intensiv mit den Punkten und achte dabei auf dich und deine Gefühle.

Bezüglich der Punkte, die weiterhin auf deiner Liste stehen bleiben, spielt die Kommunikation eine fundamentale Rolle: Sprich mit deinem Partner über diese Punkte und teilt die Aufgaben und den damit einhergehenden Mental Load zwischen euch auf. Werde dir darüber bewusst, dass du nicht alles alleine schaffen musst, sondern bestimmte Aufgaben sowie Verantwortung abgeben kannst. Je mehr du deinen Alltag und damit deine Gedankenspiralen durch diese Kommunikation und das Aufteilen der Aufgaben entschleunigst, umso mehr Zeit und Raum hast du für deine Achtsamkeitspraxis und die damit im Zusammenhang stehende Entspannung.

Scheue dich ebenso wenig davor, eine Haushaltshilfe in Anspruch zu nehmen, die dir unangenehme Tätigkeiten abnimmt und dir somit dabei hilft, mehr Zeit für dich zu haben. Denn niemand sagt, dass es leicht ist, sich als Mama Zeit für sich einzuräumen. Doch es stellt keinesfalls ein Ding der Unmöglichkeit dar, und mit etwas Organisation schaffst du dir in deinem Alltag bewusste Momente der Achtsamkeit sowie Ich-Zeit, sodass diese nach und nach immer mehr als Selbstverständlichkeit in dein Leben einziehen.

Alles in allem kannst du sowohl mit als auch ohne Kind achtsam sein und die Achtsamkeit somit zu jedem Zeitpunkt immer mehr in dein Leben integrieren: Mit einem Baby bieten sich vor allem die Momente des Kuschelns oder des gemeinsamen Spazierengehens an, um dich mit dir, deinen Wünschen und Gefühlen auseinanderzusetzen. Mit einem etwas aktiveren Kleinkind sind ebenfalls Spaziergänge sowie das gemeinsame Tanzen oder Spielen geeignet, um Momente achtsam zu erleben.

Wenngleich du dich also gemeinsam mit deinem Kind im Achtsamsein üben und deinen Fokus dabei auf deine Gefühle und Sinne richten kannst, spielt die Ich-Zeit als Mama eine fundamentale Rolle, um dich wirklich vollständig mit dir selbst beschäftigen zu können. Denn als Mutter kreisen deine Gedanken oft rund um dein Kind.

Umso bedeutsamer ist es also, die Ich-Zeit gezielt für dich zu nutzen und dich speziell mit deinen Wünschen, Gedanken und Gefühlen auseinanderzusetzen sowie dir etwas Gutes zu tun. Bereits kleine Momente, wie beim Zähneputzen oder auch beim Duschen, können dir zwar dabei helfen, achtsamer zu werden. Verwechsle diese Momente jedoch nicht mit qualitativ hochwertiger Ich-Zeit. Das Einkaufen alleine oder das Aufräumen der Spielsachen der Kinder, während diese etwas im Fernsehen schauen, sind also Momente, die du nutzen kannst, um dich in Achtsamkeit zu üben, sie stellen allerdings keine Ich-Zeit dar.

Wie dir das richtige Mindset hilft

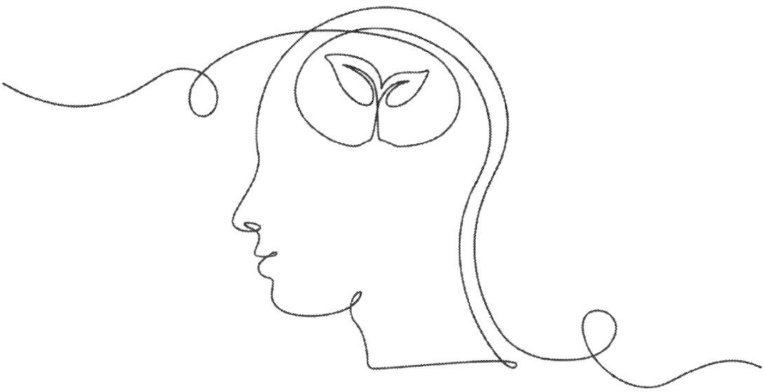

Vielleicht hast du schon einmal etwas von der Macht der Gedanken gehört. Diese Kraft deiner Gedanken bezieht sich auf deine Einstellung und deine Sichtweise. Möglicherweise hast du ebenfalls schon einmal davon gehört, dass Positivität Positives anzieht, während Negativität zu noch mehr Negativem führt.

Genau dieses Phänomen kannst du entdecken, wenn du dir einmal das folgende Szenario aus zwei verschiedenen Blickwinkeln ansiehst:

Du hast verschlafen. Aus irgendeinem Grund hat dein Wecker nicht geklingelt. Beim Frühstück bist du bereits gestresst und drängelst dein Kind, dass es sich beeilen soll, da ihr sonst den Bus verpasst und in den Morgenverkehr kommt. Natürlich fällt in diesem Moment der Kakao um und landet nicht nur auf der Tischdecke, sondern auch noch auf den frisch gewaschenen Klamotten deines Kindes. Ihr verlasst das Haus viel zu spät und verpasst tatsächlich den Bus. Daher müsst ihr an der Bushaltestelle warten - dein Tag hätte schlechter nicht starten können. Noch vor zehn Uhr morgens ist dein Stresslevel so hoch, dass du nicht weißt, wie du den Tag überleben sollst.

Na? Hat sich alleine beim Durchlesen dieses Szenarios ein bekanntes unangenehmes Gefühl in dir ausgebreitet? Konntest du vielleicht merken, wie dein Herzschlag etwas schneller wurde? Diese negative Einstellung und Sichtweise auf die Situation führen dazu, dass deine gesamten Gedanken negativ ausfallen und sich somit ein Teufelskreis bildet, aus dem du nicht mehr herauskommst. So kommt es nicht selten dazu, dass dieser Teufelskreis deinen ganzen Tag bestimmt, obwohl der Rest des Tages eigentlich recht reibungslos verläuft. Grund dafür ist der Stress, der sich durch deine negative Einstellung gebildet hat.

Sehen wir uns dasselbe Szenario nun einmal aus einer anderen Perspektive an, die aus einer positiven Einstellung entsteht und somit positive Gedanken beinhaltet:

Du hast verschlafen. Anscheinend hast du so tief geschlafen, dass du den Wecker nicht gehört hast, somit scheinst du diesen Extraschlaf dringend gebraucht zu haben. Na ja, es ist aber noch genug Zeit, um dich in Ruhe fertig zu machen. Während du mit deinem Kind am Frühstückstisch sitzt, wirft es aus Versehen den Kakao um, der nicht nur die Tischdecke, sondern auch seine Klamotten schmutzig macht. Aber das macht nichts, weil du sowieso Wäsche waschen wolltest. Da ihr nun etwas spät dran seid, verpasst ihr den Bus, was aber vollkommen in Ordnung ist, weil du die Wartezeit an der Haltestelle damit verbringen kannst, dich etwas mit deinem Kind zu unterhalten und die Zeit mit ihm zu genießen.

Merkst du den Unterschied? Im Leben gibt es immer viele unterschiedliche Möglichkeiten, auf Situationen zu reagieren, zwischen denen du wählen kannst. Du kannst dich über Dinge aufregen und das Negative in ihnen sehen oder du kannst die Situation akzeptieren und die positiven Aspekte darin suchen.

Deine Gedanken haben eine sehr große Macht über dich und deine Einstellung, weshalb es in Bezug auf deine Achtsamkeitspraxis von großer Bedeutung ist, dass du dich mit deinem aktuellen Mindset beschäftigst und gewillt bist, an ihm zu arbeiten. Wie schätzt du dich selbst ein? Bist du eine

Person, die stets versucht, das Positive zu sehen, oder trittst du deinem Alltag mit einer eher skeptischen bis negativen Einstellung gegenüber?

Sobald du dir darüber bewusst bist, was für eine Sichtweise du hast und mit welcher Einstellung du an Situationen herangehst, fällt es dir leichter, deinen Status quo zu bestimmen und an deiner Einstellung zu arbeiten.

Ist dein Unterbewusstsein eher negativ eingestellt, wirkt sich das sowohl auf deine Gedanken als auch auf deine Handlungen und Gefühle aus. Eine negative Einstellung änderst du natürlich nicht von einem Tag auf den anderen, doch es gibt viele unterschiedliche Übungen und Tipps, die du in deinen Alltag einbauen kannst, um dein Mindset zu ändern und positiver zu gestalten.

Ein pessimistisches Mindset ruft in dir das Gefühl hervor, vor lauter verschlossenen Türen zu stehen. Ein positives Mindset hilft dir hingegen dabei zu erkennen, dass dir sämtliche Türen offenstehen und du sie einfach nur aufgrund des Nebels nicht sofort gesehen hast. Doch wie schaffst du es nun, ein optimistischeres Mindset zu bekommen, und was heißt es überhaupt, eine positive Einstellung zu haben? Darum wird es in diesem Kapitel gehen.

Einige Menschen haben große Vorurteile, wenn sie den Begriff „positives Mindset" hören. Sie sehen dann vor ihrem inneren Auge eine Person, die 24 Stunden am Tag wie ein Honigkuchenpferd grinst und stets gut gelaunt, freundlich und übertrieben optimistisch wirkt. Doch eine positive Einstellung heißt keineswegs, niemals schlechte Tage zu haben oder nie wütend zu sein. Es heißt ebenso wenig, nicht ab und zu negativ eingestellt zu sein.

Denn vor allem als Mutter wirst du bestimmt wissen, wie hart bestimmte Tage sein können. Wie anstrengend ist es zum Beispiel, nach einer schlaflosen Nacht den Tag zu überstehen und Herausforderungen zu meistern? Wie schwer fällt es einem, die Ruhe zu bewahren, wenn das Baby ununterbrochen schreit und nichts dagegen hilft? Das Mutterdasein ist manchmal außerordentlich schwierig. Du trägst nicht mehr nur die Verantwortung für dein eigenes Wohlbefinden, sondern es liegt zusätzlich in deiner Verantwortung, dich um dein Baby zu kümmern und es zu beschützen. Das ist hart, anstrengend und herausfordernd, zur selben Zeit aber auch einzigartig, aufregend und wundervoll.

Denk daran, dass eine Blume immer sowohl Regen als auch Sonne braucht, um wachsen zu können. Wichtig ist, dass der Regen in der richtigen Menge auf die Blume trifft. Genauso gestaltet es sich mit deinen Gedanken und Gefühlen. Das heißt, niemand verlangt von dir, dass du jubelnd in die Luft springst und begeistert in die Hände klatschst, wenn dein Kind die Nacht zum Tag macht oder wenn es beschlossen hat, den Inhalt seines Kleiderschranks im ganzen Raum zu verteilen. Es ist vollkommen normal, in solchen Situationen negative Gefühle zu verspüren. Umso hilfreicher ist es zu wissen, wie du mit diesen Gefühlen am besten umgehen kannst.

Bauchgrummeln, Kloß im Hals und Tränen in den Augen – So gehst du am besten mit negativen Gefühlen um

Alle Gefühle haben ihre Berechtigung! Natürlich fühlen sich positive Gefühle besonders gut an, doch das heißt nicht, dass negative Gefühle nicht gelebt werden dürfen. Um genau zu sein, ist es für dein Wohlbefinden sogar notwendig, dass du negative Gefühle erkennst, annimmst und auslebst, ohne sie zu unterdrücken oder verdrängen zu wollen. Denn deine negativen Gefühle verschwinden nicht, indem du sie unterdrückst. Vielmehr stauen sie sich nach und nach immer mehr an und brechen irgendwann durch. Doch wenn es dann so weit ist, hast du deine negativen Gefühle so sehr und so lange unterdrückt, dass du gar keine Ahnung hast, wie du mit ihnen umgehen sollst.

Umso wichtiger ist es also, dass du den richtigen Umgang mit deinen negativen Gefühlen lernst und verstehst, wieso sie eine genauso bedeutsame Rolle wie deine positiven Gefühle spielen.

Viele Menschen haben Angst davor, ihre negativen Gefühle zuzulassen, weil sie entweder schlechte Erfahrungen damit gemacht haben oder als Kind selbst nie die Möglichkeit erhalten haben, ihre negativen Gefühle auszuleben.

Vielleicht ertappst du dich daher ebenso dabei, wie du deinem Kind seine negativen Gefühle ausreden möchtest, indem du möglicherweise Sätze in den Mund nimmst, die es unterbewusst dazu auffordern, seine Gefühle zu unterdrücken:

- Das ist gar nicht so schlimm.
- Nicht weinen, es ist alles gut.
- Komm, wir holen dir ein Eis und schauen einen Film.

Dass Eltern diese Sätze verwenden, ist eigentlich vollkommen verständlich. Denn sie wünschen sich für ihr Kind nur das Beste und würden es am liebsten ständig vor Freude strahlen sehen. Eltern wünschen sich in der Regel, dass ihre Kinder am besten niemals in den Kontakt mit negativen Gefühlen kommen, und drängen ihnen somit manchmal konstant positive Gefühle auf.

Doch negative Gefühle haben wie gesagt ihre Berechtigung und gehören zum Leben dazu, ebenso wie die positiven Gefühle. Um ein positives Mindset entwickeln und dich auf die schönen Aspekte im Leben konzentrieren zu können, brauchst du sogar die Erfahrung der negativen Gefühle. Nimm dich deiner negativen Gefühle an, spüre sie, lass sie zu und verabschiede sie, um anschließend wieder Platz für Positivität zu schaffen.

Zunächst einmal ist es nötig, dass du dir dank der Achtsamkeit überhaupt darüber bewusst wirst, negative Gefühle zu haben. Denn bei vielen Menschen, die sich schwer mit der Achtsamkeit tun, liegt oft der automatische Drang vor, die negativen Gefühle unterdrücken zu wollen. Wenn du merkst, dass sich negative Gefühle in dir breitmachen, widersteh dem Drang, sie schönreden zu wollen. Denn zwischen der

Suche nach den positiven Aspekten einer Situation in Form eines positiv eingestellten Mindsets und dem Schönreden negativer Gefühle liegen Welten.

Es ist nämlich etwas vollkommen anderes, zunächst negative Gefühle zuzulassen und anschließend den Fokus auf die positiven Aspekte der Situation zu lenken, als die negativen Gefühle verdrängen zu wollen, indem ihnen ihre Daseinsberechtigung genommen wird.

Wenn sich negative Gefühle in dir ausbreiten, heißt das, dass sie eine Berechtigung dazu haben, von dir wahrgenommen und gefühlt zu werden. Erlebe diese Gefühle und achte dabei auf dich. Was fühlst du genau und warum fühlst du dich so? Akzeptiere, dass du dich fühlst, wie du dich nun mal fühlst, und versuche nicht, die Gefühle unterdrücken oder überspielen zu wollen. Weine, schreie oder haue in ein Kissen – lebe die Gefühle aus und lass sie über ein Ventil abklingen. Wenn du sie herausgelassen hast, fällt es dir hinterher sehr viel leichter, sie ziehen zu lassen.

Bestimmt hast du schon einmal die dicke Luft erlebt, die unmittelbar vor einem Gewitter zu spüren ist. Und womöglich hast du schon einmal ein Musikstück gehört, in dem eine Disharmonie in Form eines sehr unangenehm klingenden Tons aufgekommen ist. In beiden Fällen hast du auf eine Auflösung gewartet, also dass sich das Gewitter endlich entlädt beziehungsweise wieder ein harmonischer Klang ertönt, um jeweils die Spannung aus der Situation zu nehmen. Das Gleiche machst du, wenn du deine negativen Gefühle annimmst und auslebst. Du nimmst die Anspannung aus der Situation und schaffst anschließend Raum, um mit Hilfe eines positiv eingestellten Mindsets die positiven Aspekte der Begebenheit zu finden oder aber eine Lehre daraus zu ziehen.

So wirst du negative Gedanken los und wandelst sie in positive Aussagen um

Du weißt inzwischen, dass Gedanken eine sehr große Macht über dein Leben haben und darüber bestimmen können, wie deine Einstellung, deine Gefühle und dein Mindset ausfallen. Deine Gedanken basieren umgekehrt wiederum auf deiner inneren Einstellung.

Glaubenssätze, die sich in deinem Unterbewusstsein befinden, beeinflussen deine Sichtweise auf Situationen und die gesamte Welt, weshalb es so essenziell ist, ein negativ eingestelltes Unterbewusstsein, das von negativen Glaubenssätzen geprägt ist, nach und nach in ein positiv eingestelltes Unterbewusstsein mit positiven Glaubenssätzen umzuwandeln.

Doch was kannst du dir überhaupt unter Glaubenssätzen vorstellen? Bei diesen handelt es sich um das Resultat deiner eigenen Kindheit sowie Erfahrungen mit anderen Menschen, die auf Dauer deine persönliche Entwicklung beeinflussen und zudem bestimmen, wie du über dich selbst sowie über andere Menschen denkst.

So kann es sein, dass du als Kind unter anderem Sätze, wie:

- Das kannst du nicht.
- Dafür bist du noch zu klein.
- Ich habe dir doch gesagt, dass du das nicht schaffst.
- Da brauchst du jetzt auch nicht weinen. (Führt zum Unterdrücken der eigenen Gefühle)
- Vielleicht solltest du das nicht machen. Das hat gar keinen Sinn.
- etc.

gehört hast.

Nun haben Gedanken und somit auch unsere Glaubenssätze einen enormen Einfluss auf uns. Das heißt in Bezug auf Letztere: Hörst du als Kind immer wieder ähnliche Aussagen über dich und hast in ähnlichen Situationen stets dieselben Gedanken, etablieren sich diese nach und nach als Routine und prägen sich somit immer tiefer in dein Unterbewusstsein ein. Kommst du nun in Situationen, die dein Unterbewusstsein bereits kennt, reagiert es automatisch mit den zuvor abgespeicherten Glaubenssätzen und Gedanken auf diese Situationen. Dein Unterbewusstsein meint es eigentlich nur gut und möchte deinem Gehirn Energie ersparen, indem es bestimmte Gedanken und Handlungen als feste Routinen etabliert, über welche du nicht weiter nachdenken musst. Dies kann sich allerdings höchst nachteilig auf dein Leben auswirken, je nachdem, welche Glaubenssätze du verinnerlicht hast.

Wenn du feststellst, ein negativ eingestelltes Unterbewusstsein und Einstellung zu haben, ist es für dich entscheidend, an beidem zu arbeiten, um letztlich ein entspannteres und glücklicheres Leben führen zu können. Für diese Zwecke kannst du dir die nachfolgenden Tipps zu Herzen nehmen, die dich dabei unterstützen werden, verinnerlichte negative Glaubenssätze nach und nach in positive umzuwandeln. Behalte dabei im Hinterkopf, dass du zwar nicht unbedingt immer etwas an bestimmten Situationen ändern kannst und auch keinen Einfluss darauf hast, wie sich diese gestalten, doch dass es stets in deiner Hand liegt, was du aus den Situationen machst und aus welcher Perspektive du sie betrachtest.

Erkenne deine negativen Glaubenssätze

Der erste Schritt besteht darin, dass du dir darüber bewusst wirst, eine negative Einstellung zu haben und mit negativen Gedanken auf bestimmte Reize und Situationen zu reagieren. Die Tatsache, dass du dies bewusst wahrnimmst, zeugt von Achtsamkeit und stellt somit in gewisser Weise zugleich eine hilfreiche Übung bezüglich deiner Achtsamkeitspraxis dar.

Um zu erkennen, ob du zu einer negativen Einstellung neigst, kannst du vor allem darauf achten, wie du sprichst und welche Worte du verwendest. Besonders oft nutzen Menschen, die über eine negative Ansichtsweise verfügen, folgende Wörter:

- Absolutismen wie „immer“, „nie“, „alles,“ ...

- das Wort „aber“, wenn du über deine Wünsche und Bedürfnisse sprichst, weil du immer einen Grund findest, der es dir nicht erlaubt, das zu machen, was du möchtest oder brauchst

Absolutismen bringen oft eine negative Schwingung mit sich, weil sie implizieren, dass es für dich keinen anderen positiveren Weg gibt und dass du keine andere Wahl hast. Es klingt vollkommen anders, wenn du sagst „Ich darf heute etwas früher aufstehen und den Tag eher starten“, anstatt zu jammern „Ich muss wieder mal früh aufstehen und kann nie ausschlafen“. Die Sätze klingen so unterschiedlich, weil sie auf gegensätzlichen Einstellungen beruhen.

Versuche aus diesem Grund, deine Sprache zu ändern und diese Absolutismen nicht ständig zu verwenden. Tausche sie stattdessen durch andere Wörter aus und gib deinen Sätzen somit eine ganz andere Färbung:

- statt: muss – darf
- statt: immer, ständig und jedes Mal – oft
- statt: nie – selten
- statt: alles, jedes – vieles
- statt: keine/r, nichts – wenig/e
- statt: es geht nicht, ich kann nicht – ich versuche es
- etc.

Verwandle diese Absolutismen in positivere Aussagen um, die Hoffnung machen und deine Wünsche und Träume sowie deine aktuelle Situation nicht mit einem grauen Schleier überdecken, sondern diesen Schleier nach und nach auflösen lassen.

Verzichte zudem auf den Drang, zum Beispiel nach der Äußerung eines Wunsches, das Wort „aber“ nachzuschieben und nach Gründen zu suchen, die es dir nicht erlauben, beispielsweise diesen Wunsch zu erfüllen. Hinterfrage also nicht deinen Wunsch oder dein Bedürfnis, sondern stattdessen deine mit „aber“ vorgeschobenen Ausreden.

Konkret gesagt können negative Glaubenssätze wie folgt aussehen:

- Das schaffe ich eh nicht.
- Ich bin nicht gut genug.
- Warum sollte ich es überhaupt probieren – es hat doch eh keinen Sinn.
- Ich bin schlecht.
- Mein Kind wäre mit einer anderen Mutter besser dran.
- Etc.

Sicherlich können diese negativen Glaubenssätze von Mensch zu Mensch unterschiedlich ausfallen. Umso wichtiger ist es für dich, dir ganz gezielt Zeit zu nehmen, um dich mit deinen negativen Glaubenssätzen gezielt auseinandersetzen zu können.

Nimm dich deiner negativen Glaubenssätze an

Wenn du für dich festgestellt hast, negative Glaubenssätze zu haben und nach diesen zu handeln und zu urteilen, besteht der zweite Schritt darin, dich dieser Sätze anzunehmen. Um eine Sache ändern zu können, ist es notwendig, dass du zunächst einmal den Status quo akzeptierst. Nur so kannst du für dich herausfinden, wie du am besten die gewünschte Veränderung herbeiführen kannst.

Führe dir immer wieder vor Augen, dass du dein Leben in der Hand hast und nicht die Rolle des Opfers spielst. Begib dich aus der Opferrolle heraus und vermeide solche Gedanken wie, dass du das Opfer der jeweiligen Situation bist und es das Leben einfach nicht gut mit dir meint.

Hol dir stattdessen das Bewusstsein darüber in dein Leben, dass du über deine Gedanken entscheidest und die Macht darüber hast, deine Gedanken und Glaubenssätze positiver zu gestalten. Du bist nicht das Opfer, sondern du bestimmst selbst über dein Leben.

Transformiere deine negativen Glaubenssätze in positive Affirmationen

Bei Affirmationen handelt es sich um bestätigende Aussagen, die wir uns absichtlich immer wieder selbst aufsagen, damit sie sich durch das ständige Wiederholen tiefer und tiefer in unser Unterbewusstsein einprägen. Der bewusste Einsatz positiver Affirmationen erfreut sich vor allem im Zusammenhang mit dem Entwickeln einer positiveren Einstellung einer großen Beliebtheit, existiert aber weniger beabsichtigt ebenfalls in negativer Form.

Dass du ein negatives Mindset mit negativen Glaubenssätzen und Gedanken hast, liegt unter anderem an den negativen Affirmationen, die du unterbewusst im Kopf immer wieder wiederholst und die du möglicherweise sogar manchmal laut aussprichst.

Um dein Unterbewusstsein und somit deine Einstellung und deine Gedanken positiv zu gestalten, ist es nun also entscheidend, dass du die zuvor erkannten und angenommenen negativen Glaubenssätze umformulierst und in positive Affirmationen verwandelst.

In diesem Zusammenhang ist es jedoch ratsam, dass du dir regelmäßig vor Augen führst, dass diese Umstellung nicht von heute auf morgen passiert. Du musst dir und deinem Unterbewusstsein Zeit geben, um die neuen positiven Affirmationen aufzunehmen und als neue Routine zu etablieren.

Das geht, indem du achtsam bist und den negativen Glaubenssatz stoppst, sobald du merkst, dass sich dieser seinen Weg bahnt, und ihn durch einen positiven Gedanken ersetzt:

- Ich bin eine schlechte Mama.
- Ich gebe mein Bestes.
- Ich habe meinem Kind wieder keine besondere Brotzeit gemacht.
- Ich versorge mein Kind mit gesundem Essen.
- Ich habe mein Kind erneut zu Oma und Opa abgeschoben.
- Mein Kind hat eine tolle Zeit mit seinen Großeltern, während ich ein bisschen Zeit für mich habe.
- Das schaffe ich niemals.

- Ich mache das, was ich schaffe, und gebe stets mein Bestes.
- Ich habe schon wieder nicht die Wäsche gemacht, und der Abwasch steht immer noch in der Spüle.
- Ich habe meine Zeit Dingen gewidmet, die für mich wichtig waren. Ich habe mir Zeit für mich genommen/ Zeit mit meinem Kind verbracht. Der Abwasch und die Wäsche können warten.
- Ich bin, wie immer, eingeschlafen und habe es natürlich nicht geschafft, rechtzeitig aufzustehen. Ich bin so faul!
- Ich habe einen anstrengenden Tag hinter mir und meinem Körper die Ruhe gegeben, die er ganz klar gebraucht hat. Ich darf mich erholen und ausruhen und auf die Signale meines Körpers angemessen reagieren.

Anfangs wird es dir vielleicht nicht leichtfallen, deine negativen Glaubenssätze, die dich seit vielen Jahren (wenn nicht sogar dein ganzes Leben) begleiten, in positive Aussagen zu verwandeln. Doch wenn du am Ball bleibst und dich darauf konzentrierst, deine Negativität durch eine positive Einstellung zu ersetzen, wird dir das nach und nach immer besser gelingen:

Erkenne deinen negativen Glaubenssatz und notiere ihn.
Ich bin eine schlechte Mama.

Nimm dem Glaubenssatz seine Macht, indem du ihn mit Hilfe von mindestens drei Gründen, die beweisen, dass er falsch ist, widerlegst.
Die Ideale, mit denen ich mich vergleiche, sind unrealistisch und somit nicht erfüllbar. Nur, weil ich Dinge anders

mache als andere Mütter, bin ich nicht schlechter als sie. In den Augen meines Kindes könnte ich nicht besser sein.

Bestätige die Aussagen, die du genutzt hast, um den negativen Glaubenssatz zu widerlegen.
Ich habe viele Freundinnen, die Dinge anders machen als ich und in meinen Augen trotzdem alle gute Mütter sind.

Viele Frauen kämpfen mit gesellschaftlichen Idealbildern, was darauf hindeutet, dass diese nicht realistisch sind.

Mein Wert als Mutter basiert nicht auf einem perfekt gemachten Haushalt und einer einwandfrei aufgeräumten Wohnung.

Mein Kind zeigt mir, dass es mich liebt.

Positive Affirmationen helfen dir allerdings nicht nur dabei, deine negativen Gedanken zu ersetzen, sondern sie unterstützen dich ebenso gut dabei, aktiv noch mehr Positivität in dein Leben zu holen und dein Unterbewusstsein somit nach und nach immer positiver zu gestalten.

Allgemeine positive Affirmationen, die du dir immer wieder und am besten mehrmals am Tag aufsagen kannst, sind die folgenden:

- Ich bin eine gute Mama.
- Ich liebe mich.
- Ich bin wertvoll.
- Ich bin schön.

- Ich bin einzigartig.
- Ich respektiere mich.
- Ich verdiene es, glücklich zu sein.
- Ich weiß, wie viel ich leiste.
- Ich sehe mich mit all meinen Leistungen und schätze mich.
- Ich stelle eine Bereicherung für meine Familie und für meine Freunde dar.
- Ich liebe alles an mir.
- Ich liebe meinen Körper.
- Ich bin immer genug. Zu jedem Zeitpunkt und in jedem Moment.
- Ich passe auf mich auf und bin im Einklang mit mir selbst.
- Ich nehme mir die Zeit, die ich brauche, um mich um mich zu kümmern.
- Ich bin es wert, mich mit meinen Wünschen und Bedürfnissen zu sehen.
- Ich verdiene es, mit Respekt und Liebe behandelt zu werden.
- Ich trete jedem neuen Tag offen gegenüber.
- Das, was ich heute schaffe, ist genug.
- Ich bin stolz auf mich und all das, was ich täglich leiste.

Nutze diese positiven Aussagen und erweitere die Liste beliebig, um durch ihre ständige Wiederholung dein Unterbewusstsein immer positiver zu formen und sicherzustellen, dass die Dunkelheit der negativen Einstellung nach und nach dem Licht der positiven Aussagen weicht und du mit einer positiven Einstellung und einem neuen Mindset durchs Leben gehst.

Warum Dankbarkeit deine Achtsamkeitspraxis sowie deine positive Einstellung unterstützt

Dankbarkeit spielt sowohl in Bezug auf Achtsamkeit als auch im Hinblick auf ein positives Mindset eine enorme Rolle. Denn dankbar zu sein, setzt voraus, dass du etwas hast, wofür du dankbar sein kannst. Das heißt, dass du zuvor mit Achtsamkeit eine bestimmte Situation, eine Person oder Sache wahrgenommen hast, die in dir ein Gefühl der Dankbarkeit hervorruft. Das Gefühl der Dankbarkeit selbst stellt wiederum ein äußerst positives Gefühl dar und erfüllt dich somit mit Positivität.

Um dich in Dankbarkeit üben zu können, hilft dir ein sogenanntes Dankbarkeitstagebuch, das du am besten jeden Abend direkt vor dem Schlafengehen führst. So reflektierst du nicht nur deinen Tag, sondern konzentrierst dich dabei auch ganz bewusst auf die positiven Dinge, die dir über den Tag hinweg passiert sind.

Je öfter du dich auf diese Dinge konzentrierst und somit deinen Dankbarkeitsmuskel trainierst, umso mehr wird es dir über den Tag hinweg leichtfallen, deinen Fokus auf die positiven Aspekte zu lenken und dich nicht von dem ersten

Impuls, lediglich die negativen Umstände wahrzunehmen und hervorzuheben, leiten zu lassen.

Die Einträge in dein Dankbarkeitstagebuch kannst du unkompliziert in dein Smartphone tippen oder, wenn du gerne Stift und Papier nutzt, kannst du dir ein schönes Tagebuch aussuchen, in dem du jeden Tag mindestens fünf Dinge festhältst, für die du dankbar bist. Nimm dir Zeit für das Schreiben des Dankbarkeitstagebuches, lass deinen Tag Revue passieren und alle positiven Emotionen noch einmal aufleben.

Vielleicht mag es dir anfangs schwerfallen, fünf Dinge zu finden, für die du dankbar bist, doch von Mal zu Mal wirst du feststellen, dass dir weitaus mehr als fünf Punkte einfallen, die deinen Tag besonders schön gemacht haben.

Wie du Stress in seine Schranken weist

Achtsamkeit hilft dir nach und nach dabei, deinen Stress zu reduzieren und so immer mehr zu Entspannung und Gelassenheit zu finden. Damit du jedoch zusätzlich gezielt an der Reduzierung deines Stresslevels arbeiten kannst, gibt es einige hilfreiche Übungen, die du entweder alleine oder mit deinem Kind durchführen und bewusst nutzen kannst. Die Übungen für mehr Achtsamkeit und diejenigen für die Stressregulierung spielen sich sozusagen gegenseitig zu und helfen dir dabei, ein allgemein entspannteres, achtsameres und stressfreieres Leben zu haben.

Es handelt sich allerdings nicht ausschließlich um Übungen. Unter anderem darfst du dich über ein paar gezielte Tipps und Tricks in der Form von Hinweisen freuen, die sich innerhalb der Bereiche der Ernährung oder auch der Freizeit und der Hobbys bewegen.

Eine ausgewogene Ernährung

In dem Kapitel weiter oben – „Du bist, was du isst!? Wie Nährstoffmangel und Stress miteinander zusammenhängen“ - das sich gezielt mit dem Zusammenhang zwischen Stress und Lebensmitteln beschäftigt hat, hast du bereits viel über die Bedeutung einer gesunden und vollwertigen Ernährung erfahren.

Du weißt inzwischen, dass die Lebensmittel, die du deinem Organismus täglich zuführst, einen direkten Einfluss auf dein körperliches und geistiges Wohlbefinden haben, und sich Stress umgekehrt sowohl negativ auf deinen Stoffwechsel als auch auf dein Immunsystem sowie allgemein auf deine physische und psychische Verfassung auswirken kann.

Bei dauerhaftem Stress steigen dein Blutzucker- und Blutfettspiegel an, weshalb eine gesunde und ausgewogene Ernährung eine umso bedeutendere Rolle spielt. Weiter oben hast du bereits ein paar Rezeptvorschläge an die Hand bekommen, die du leicht in deinem vollen Alltag als Mama umsetzen kannst. Hier bekommst du zusätzlich eine Übersicht der beliebtesten Lebensmittel, die dir gezielt bei der Stressbewältigung helfen können, weil sie einen besonders hohen Gehalt an Vitaminen, Mineralien und Spurenelementen haben und sich somit bestens dafür anbieten, Nährstoffmängel, die durch Stress entstehen, auszugleichen:

- Obst und Gemüse sowie Nüsse als Stresskiller, weil sie mit Kalzium und Magnesium die Muskeln und auch die Nerven stärken
- fettreiche Fische, wie zum Beispiel Lachs, die mit ihrem hohen Gehalt an Omega-3-Fettsäuren die Ausschüttung von Serotonin im Gehirn erhöhen und sich zudem positiv auf die Blutgefäße auswirken – Serotonin spielt bezüglich des Schutzes vor Stresshormonen eine fundamentale Rolle
- Bananen, die deinem Körper Mineralstoffe wie Kalium und Magnesium liefern, die dazu beitragen, dass in deinem Körper das Glückshormon Serotonin ausgeschüttet werden kann
- Ingwer als wahres Allroundtalent, das dich nicht nur widerstandsfähiger gegen Stress macht, sondern auch Schmerzen lindern und deine Magen-Darm-Funktion positiv unterstützen kann
- grüne Salate, die mit ihren Substanzen das Nervensystem beruhigen und somit dazu beitragen, dass du Hektik sowie Druck viel besser verkraften und in Stresssituationen gelassener reagieren kannst
- Erzeugnisse aus Sauermilch, die deinem Körper durch die enthaltene Aminosäure Tyrosin dabei hilft, Dopamin zu bilden und damit die Aufmerksamkeit und die Konzentration zu erhöhen – außerdem hilft Dopamin dabei, die Nerven vor einer zu starken und übermäßigen Aktivität zu schützen

„Meine fünf Minuten" – wie du in nur fünf Minuten achtsam wirst

Wie heißt es doch so schön? – Kleinvieh macht auch Mist. Nimm dir nicht zu viel vor und mach nicht zu große Pläne, die lange Meditationssessions oder Yogastunden enthalten, nur um dann erneut Schuldgefühle in dir aufkommen zu lassen, wenn es dein voller Tag nicht zulässt, dass du die Übungen so durchführen kannst, wie du das gerne machen würdest. Konzentriere dich stattdessen darauf, dir jeden Tag ein kleines Zeitfenster für dich und deine Übungen einzuräumen, und mach jeden Tag eine Übung, die nicht länger als fünf Minuten dauert. Dadurch eignen sich diese kurzen Einheiten für eine wirklich einfache und unkomplizierte Integration in deinen Alltag, und du kannst dir mit nur wenig Zeit täglich viel Achtsamkeit in dein Leben holen. Denn genau wie die anderen Achtsamkeitsübungen, die du weiter oben bereits kennengelernt hast, bieten sich auch diese bestens an, um einfach mal zwischendurch durchgeführt werden zu können.

Konzentriere dich nicht zu sehr auf das Planen der Übungen, sondern hör auf deinen Körper und spüre, was er braucht. Entscheide dich dann entsprechend für eine der Übungen. Beispiele für Übungen, die du Tag für Tag durchführen kannst, stellen die folgenden dar:

1. Nimm dir Zeit und dehne dich ausgiebig. Merke, wie sich dein ganzer Körper entspannt und wie gut es dir tut, die einzelnen Körperteile zu strecken.

2. Konzentriere dich auf deine Atmung und nimm sie bewusst wahr.
3. Genieß dein Frühstück bewusst und merke, wie du Energie aufnimmst, um mit neuer Kraft in den Tag starten zu können.
4. Betrachte den Sonnenuntergang mit all seinen Farben und genieß die Ruhe.
5. Nimm eine warme Dusche und spüre das Wasser auf deiner Haut und das angenehme Gefühl in deinem Körper, das sich langsam ausbreitet.
6. Schreibe vor dem Schlafengehen all die Dinge auf, für welche du Dankbarkeit empfindest.
7. Halte schriftlich fest, welche Erfolge du erlebt hast. Nach Bedarf kannst du das Führen eines solchen Erfolgstagebuches, genau wie das Führen deines Dankbarkeitstagebuches, zu einer fest etablierten Routine in deinem Alltag werden lassen.
8. Mach dir einen Tee oder eine heiße Schokolade, oder trinke ein Glas Wein und genieß es im warmen Licht einer Kerze.
9. Stell dich vor den Spiegel und benenne alle Dinge, die du an dir magst – sowohl äußerlich als auch auf deinen Charakter bezogen.
10. Sage dir positive Affirmationen auf und wiederhole diese regelmäßig.
11. Lächle! Schenke dir selbst ein strahlendes Lächeln und merke, wie alleine das Verziehen deines Mundes während des Lächelns dafür sorgt, dass du Glückshormone ausschüttest und sich deine Stimmung hebt.

12. Kuschle mit deinem Kind und konzentriere dich ganz auf euch beide.
13. Stell dich barfuß in den Garten und spüre den Untergrund unter deinen Füßen. Merke dabei, wie du dich mit der Erde verbindest.
14. Verlier dich in einem Tagtraum.
15. Hör dir dein Lieblingslied an und tanze dazu oder singe mit.
16. Male ein Bild.
17. Gehe in die Sonne und lass die Strahlen der Sonne auf dich wirken. Du wirst überrascht darüber sein, welch großartigen Effekt ein kurzer Aufenthalt in der Sonne auf dich haben kann.
18. Mach eine kleine Traumreise.
19. Atme tief ein, während du bis vier zählst, halte dann die Luft an und zähle dabei bis vier, atme anschließend aus und zähle erneut bis vier. Halte die Luft an, während du noch einmal bis vier zählst. Wiederhole diese Übung mehrmals und merke, wie nach und nach der Stress immer mehr nachlässt.
20. Wenn du eine Schaukel entdeckst, ergreife diese Chance und lass dich einfach von der Bewegung mitnehmen. Genieß die Freiheit und konzentriere dich auf den Moment.
21. Mach es dir in der Nähe eines Baches oder Flusses gemütlich und lausche aufmerksam dem Plätschern des Wassers und den anderen Geräuschen der Natur.

Om, om, om – wie dir Meditation beim Achtsamsein hilft

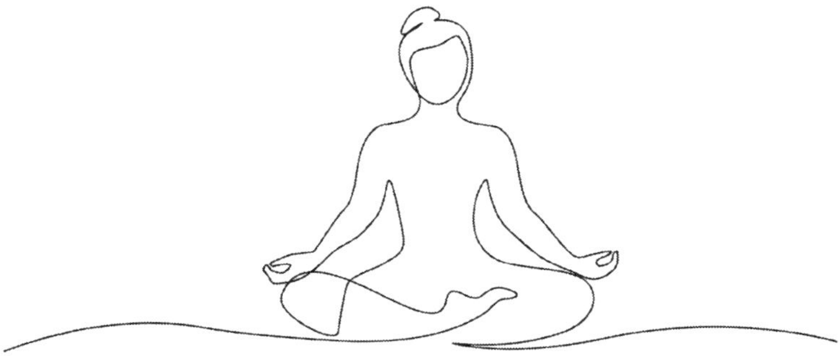

Meditationsübungen helfen dir auf der einen Seite dabei, achtsamer zu werden, und auf der anderen Seite unterstützen sie dich zuverlässig beim Abbau von Stress. Wie schon gesagt, geht es bei den Übungen nicht darum, sie so lange wie möglich durchzuführen, sondern die Qualität steht eindeutig vor der Quantität. Nimm dir in deinem Alltag fünf Minuten Zeit und baue eine Meditationsübung ein. Viele der Übungen bieten sich bestens an, um einfach zwischendurch oder auch gemeinsam mit deinem Kind durchgeführt werden zu können.

Ich achte auf mich

Bei dieser Meditationsübung setzt du dich gemütlich auf einen Stuhl oder legst dich auf den Boden. Anschließend atmest du tief und langsam in deinen Bauch ein und aus und konzentrierst dich dabei auf deinen Körper:

- Was fühlst du?
- Wie schnell schlägt dein Herz?
- Wie fühlt sich dein Körper an?
- Wie fühlt sich die Luft an, die in deine Lungen strömt?

Die Atemmeditation

Wollen deine Gedanken einfach keine Ruhe geben oder verfolgt dich das Phantomschreien deines Kindes, das eigentlich ruhig im Bett liegt oder sich im Wohnzimmer aufhält und spielt? Dann stehst du unter starkem Stress und bist angespannt. In diesem Fall kann dir diese Atemmeditation helfen:

- Mach es dir gemütlich, egal, ob sitzend oder liegend.
- Atme nun ein, während du die Sekunden zählst, die dabei vergehen.
- Atme dann aus und zähle erneut die Sekunden.

Indem du dich auf das Zählen der Sekunden konzentrierst, schaffst du es nicht nur, dich von deinen Gedanken abzulenken, sondern findest auch nach und nach einen ruhigen Atemrhythmus, der dir dabei hilft, zur Ruhe zu kommen.

Die Fokusmeditation

Die Fokusmeditation bietet sich vor allem an, wenn du nach einer Übung für Kinder suchst. Du kannst diese nämlich sehr gut in diese Art der Meditation mit einbinden und ihnen somit indirekt Achtsamkeit und Entspannung nahebringen.

Aus all den Lauten und Geräuschen, die dich im Alltag umgeben, wählst du für einen Moment einfach ein Geräusch aus. Alle anderen Geräusche blendest du aus. Nun kannst du dich voll und ganz auf das eine Geräusch konzentrieren und dir in diesem Zusammenhang die folgenden Fragen stellen:

- Was hörst du?
- Verändert sich das Geräusch?
- Wie weit ist es wohl von dir entfernt?
- Erkennst du möglicherweise eine Regelmäßigkeit in Bezug auf das Geräusch?
- Was fühlst du, wenn du dem Geräusch lauschst? Was bewirkt das Geräusch in dir?

Die Trinkmeditation

Auch die sogenannte Trinkmeditation bietet sich bestens an, um sie gemeinsam mit deinem Kind durchzuführen. Bereite dir bewusst ein Getränk zu und nimm alle Zutaten sowie Gegenstände, die du für die Zubereitung nutzt, bewusst wahr. Konzentriere dich somit auf den Vorgang der Zubereitung und auf das Trinken:

- Welches Geräusch macht das Wasser, wenn es kocht?
- Wie hört es sich an, wenn das Wasser in die Tasse geschüttet wird?
- Wonach riecht dein Getränk?
- Wie schmeckt dein Getränk?
- Welches Gefühl macht sich in dir breit, während du es trinkst?

Die „Verpuffmeditation“

Du stehst unter Strom? Dein Kind ruft zum hundertsten Mal nach dir? Der Wäscheberg grinst dir provokant entgegen und die Schuldgefühle stehen in den Startlöchern? Ganz egal, welche negativen Gefühle du spürst – mit der „Verpuffmeditation“ kannst du dich wieder entspannen und ebenfalls deinem Kind dabei helfen, aus Wutanfällen schneller herauszufinden:

- Stell dir dein negatives Gefühl als Rauchwolke vor.
- Atme ein und nehme gedanklich so viel „Rauch“ in dich auf, wie du kannst.
- Jetzt atmest du kräftig wieder aus und stellst dir dabei vor, wie du all deine negativen Gefühle ausatmest und sie aus deinem Körper entweichen.

Wer ist beweglicher? Yogaübungen mit deinem Kind

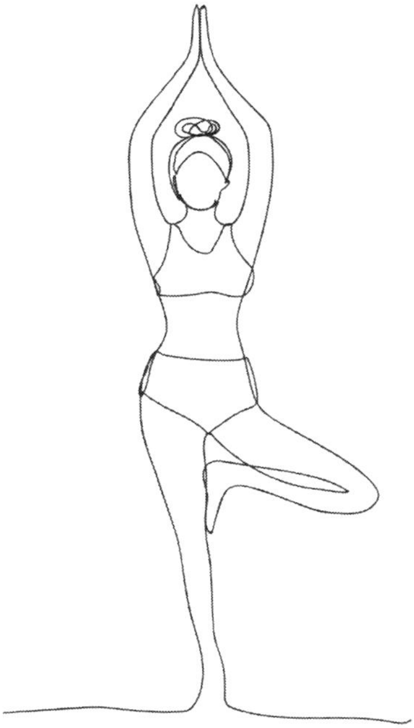

Weiter oben hast du bereits ein wenig über Yoga erfahren. In der Tat wirkt sich Yoga bestens auf deinen Geist und deinen Körper aus und bringt diese beiden Bereiche wieder in Einklang. Auch Kinder profitieren von Yogaübungen, die in kindgerechter Form nicht nur für das Wohlbefinden von Geist und Körper sorgen, sondern sich auch positiv auf die

Kreativität des Kindes auswirken und ihm viel Freude bereiten können.

Wenn du gemeinsam mit deinem Kind Yogaübungen durchführen möchtest, kannst du dich unter anderem an den folgenden orientieren:

Die Sonne als Start für eure Yogasession

- Begib dich in die Hocke und mach dich ganz klein. Kauere dich zusammen.
- Richte dich dann langsam auf und stell dich so hin, dass sich deine Beine in einem 90-Grad-Winkel befinden (Stuhlhaltung).
- Richte dich anschließend vollkommen auf, hab einen festen Stand und breite deine Arme aus, als wären sie die Strahlen der Sonne.
- Halte den Kopf gerade und lass deine ausgestreckten Arme immer weiter nach oben wandern, bis du sie in Richtung Himmel streckst und dich dadurch ausgiebig dehnst.

Die Katze

- Begib dich auf alle viere, richte den Kopf nach oben und bilde ein Hohlkreuz.
- Bilde dann mit deinem Rücken einen Buckel. Währenddessen richtest du deinen Blick auf den Boden.
- Wiederhole diesen Vorgang mehrmals. Nach Bedarf kannst du dabei auch Fauchen oder Miauen wie eine Katze (das bereitet vor allem Kindern Freude).

Der herabschauende Hund

- Du befindest dich im Vierfüßlerstand.
- Jetzt drückst du deinen Po so weit nach oben, dass sich sowohl deine Beine als auch deine Arme vollkommen durchstrecken. Achte darauf, dass deine Fersen fest auf dem Boden stehen und sich nicht abheben.
- Verharre für einen Moment in dieser Position, belle oder knurre, wenn du magst, wie ein Hund und komme dann zurück in die Ausgangsposition.

Der Bär

- Lehn dich mit dem Rücken an eine Wand oder an einen Türrahmen.
- Räkle dich nun und lache einfach drauflos. Vielleicht sagt dir der Begriff „Lachyoga“ bereits etwas. Nicht nur das reine Lächeln, das du weiter oben bereits als Übung kennengelernt hast, sondern auch Lachen schüttet Glückshormone aus und sorgt somit direkt für Entspannung und eine bessere Stimmung.

Der Turm

- Leg dich auf den Rücken und konzentriere dich auf deine Atmung.
- Beim Ausatmen hebst du deine gestreckten Beine so weit nach oben, wie es dir möglich ist.
- Verharre für einige Momente in dieser Position und lass deine Beine, während du ausatmest, dann sanft wieder auf dem Boden aufkommen.

Der Löwe

- Setz dich für diese Übung mit dem Po auf deine Fersen. Diese Position trägt den Namen „Fersensitz". Achte dabei darauf, dass deine Knie etwas auseinanderstehen.
- Leg deine Handflächen auf deine Oberschenkel und beug dich mit geradem Rücken nach vorne.
- Während du dies tust, lässt du deine Hände von den Oberschenkeln auf den Boden gleiten und spreizt dabei deine Finger.
- Leg deine Hände nun auf dem Boden ab und brülle laut wie ein Löwe, während du dich mit deinem Kopf und Oberkörper von rechts nach links und zurück bewegst – wie ein Löwe, der sein Revier verteidigt. Schreie dabei alles heraus, was dich belastet.

Der Baum

- Stell dich hin und achte auf einen festen Stand. Deine Beine stehen dabei circa hüftbreit auseinander.
- Schließ deine Augen und stell dir vor, wie Wurzeln aus deinen Füßen wachsen und sich im Boden verankern.
- Halte nun deine gestreckten Arme seitlich von deinem Körper weg und richte deine Fingerspitzen nach unten zum Boden.
- Heb dann deinen rechten Fuß und setz ihn auf deinem linken Knie ab. Beweg dich jetzt wie ein Baum im Wind und versuche, dabei das Gleichgewicht zu halten. Schließ zusätzlich deine Augen.
- Setz den Fuß nach einigen Augenblicken wieder ab und wiederhole das Ganze auf der anderen Seite.

Die Maus als abschließende Übung nach der Yogasession

- Du befindest dich im Fersensitz, hältst deinen Rücken gerade und lässt deine Arme sanft nach unten hängen.
- Beug deinen Oberkörper nun so weit nach vorne, bis du auf deinen Oberschenkeln aufliegst und deine Stirn den Boden berührt. Es ist aber nicht schlimm, falls du dich nicht so weit nach vorne beugen kannst. Beug dich nur so weit nach vorne, wie es sich für dich gut und angenehm anfühlt.
- Lass deine Arme nach hinten gleiten, während du dich nach vorne beugst, und verharre so lange in dieser Position, wie du möchtest. Richte dich erst auf, wenn du dich bereit dazu fühlst.

Natürlich gibt es noch zahlreiche weitere Yogaübungen, die du gemeinsam mit deinem Kind durchführen kannst. So kannst du die Liste der hier vorgestellten Übungen nach Bedarf erweitern und ergänzen. Doch nun hast du bereits ein gutes Grundgerüst zur Verfügung, mit dem du für dich und dein Kind eine Yogasession gestalten kannst.

I have a dream... Traumreisen für dich und dein Kind

Weiter oben wurden die sogenannten Traumreisen bereits kurz erwähnt. Bei diesen handelt es sich um Fantasiereisen, die du dir bildlich vorstellst und die dir dabei helfen, zu Entspannung und möglicherweise auch in den Schlaf zu finden.

Vor allem für Kinder bieten sich Traumreisen bestens an, um nicht nur einen Zustand der Ruhe zu erreichen, sondern ihnen auch dabei zu helfen, sich mit ihren eigenen Gefühlen zu beschäftigen und ihnen Mut zu machen.

Denn grundsätzlich können Traumreisen zwei Ziele verfolgen:

- Entspannung hervorrufen
- gezielt Gefühle ansprechen und Mut machen

Traumreisen bieten sich somit bestens an, um in die Abendroutine mit einzufließen und sowohl deinem Kind als auch dir beim Einschlafen zu helfen. Auf dem Markt findest du viele unterschiedliche Bücher, die Traumreisen für Erwachsene sowie Traumreisen für Kinder beinhalten, sodass du eine sehr große Auswahl an verschiedenen Traumreisen vorfinden wirst.

Wenn du deiner Fantasie freien Lauf lässt, kannst du dir aber genauso gut selbst Traumreisen ausdenken, eine entspannende Musik im Hintergrund laufen lassen und einfach mit der Geschichte starten.

Traumreisen stehen dir zudem in vielen unterschiedlichen Längen zur Verfügung, können verschiedene Erzählungen und Motive beinhalten (vor allem bei Traumreisen für Kinder finden sich oft Tiermotive oder Motive aus dem Alltag von Kindern wieder) oder dich direkt ansprechen und dich aktiv in die Entspannung führen. Des Weiteren gibt es ebenfalls

Traumreisen, die deine Achtsamkeit schulen und dich darin unterstützen, den stressigen Alltag für einen Moment hinter dir zu lassen.

Bodyscan-Übung

Bei der Bodyscan-Übung geht es darum, deinen gesamten Körper gedanklich durchzugehen und zu spüren. So kannst du eine bessere und intensivere Bindung zu deinem Körper aufbauen und überdies Stress abbauen, deine Achtsamkeit fördern und Entspannung erreichen.

Nimm dir zwischen 10 und 15 Minuten Zeit, um die Übung durchzuführen. Im Übrigen bietet sich diese Übung ebenso gut für Kinder an, um ihnen dabei zu helfen, ihren Körper besser kennenzulernen und somit mehr Selbstbewusstsein zu entwickeln:

- Mach es dir gemütlich, indem du dich auf den Rücken legst. Deine Arme legst du am besten direkt neben deinem Körper ab.
- Nun beschäftigst du dich mit deinen Gefühlen und deinen Gedanken. Was denkst du? Was fühlst du? Widersteh dem Drang, negative Gefühle und Gedanken direkt wegzuschieben, sondern gehe mit Hilfe der oben genannten Tipps entsprechend mit ihnen um.
- Anschließend konzentrierst du dich auf deine Atmung und beschäftigst dich so lange mit ihr, bis sie in einen ruhigen und gleichmäßigen Rhythmus gefunden hat.

- Nun befindest du dich in einem Zustand der Entspannung und hast ausreichend Raum in deinem Kopf, um deinen Körper gedanklich durchzugehen.
- Starte entweder bei deinem Kopf oder bei deinen Zehenspitzen und arbeite dich dann, Körperteil für Körperteil, nach unten beziehungsweise nach oben vor.
- Konzentriere dich dabei intensiv auf jedes einzelne Körperteil und achte darauf, wie es sich anfühlt. Sorge dafür, dass dein Atem dabei die ganze Zeit gleichmäßig bleibt.
- Hast du alle Teile deines Körpers „gescannt", verharrst du noch für ein paar Minuten auf dem Boden und richtest dich erst, sobald du dich bereit dazu fühlst, wieder auf.

Autogenes Training

Du weißt bereits von der beeindruckenden Macht deiner Gedanken und hast erfahren, was für eine große Wirkung positive Affirmationen mit sich bringen. Das autogene Training nutzt diese Macht der Gedanken und hilft dir dabei, durch deine Vorstellungskraft in einen Zustand der Entspannung zu kommen.

Anstatt also nachts im Bett zu liegen und dich von verschiedensten Katastrophenszenarien verrückt machen zu lassen, die das Ergebnis deines Stresses, deiner negativen Gedanken und deiner womöglich negativen Grundeinstellung sind, kannst du die Kraft deiner Gedanken nutzen, um stattdessen völlig zu entspannen.

Unter dem autogenen Training versteht man eine Technik, mit der du genau dies erreichen kannst, indem du durch bestimmte Aussagen deine Gedanken und Gefühle leitest. Man könnte dieses Training ebenfalls als Möglichkeit sehen, die eigenen Selbstheilungskräfte zu aktivieren und sich in der positiven Denkweise zu üben. Vielleicht hast du schon einmal festgestellt, dass es einen großen Unterschied macht, wie du mit dir selbst sprichst, wenn du gestresst bist. Machst du dich mit negativen Aussagen noch mehr herunter, wächst dein Stress. Sagst du dir jedoch, dass du dein Bestes gegeben hast und es in Ordnung ist, nicht immer alles zu schaffen, reagierst du vollkommen anders und fühlst dich entsprechend besser. Du siehst also, wie viel Einfluss deine Gedanken über dich und deine Gefühlslage haben können.

Mach es dir für das Durchführen des autogenen Trainings an einem ruhigen Ort gemütlich, setz oder leg dich hin und mach dir nach Bedarf eine angenehme Entspannungsmusik im Hintergrund an. Sage oder denke die folgenden Sätze:

- Mein rechter Arm ist ganz schwer (funktioniert mit allen beliebigen Körperteilen).
- Mein linkes Bein wird ganz warm (funktioniert ebenfalls mit allen beliebigen Körperteilen).
- Mein Herz schlägt regelmäßig und ruhig.
- Meine Gedanken beruhigen sich und richten sich auf das Positive.
- Mein Atem ist ruhig und gleichmäßig.
- Meine Stirn ist kühl.

Dieses autogene Training funktioniert auch mit anderen Körperteilen. Du selbst entscheidest, was du alles mit in die Übung einbinden möchtest und kannst diese Sätze somit ganz nach Belieben ändern und anpassen.

Entscheidend ist, dass du die Wortformeln so oft wiederholst, bis sie nicht mehr einfach nur noch leere Worte darstellen, sondern sich wahr anfühlen. Konzentriere dich immer nur auf eine Wortformel beziehungsweise verbinde höchstens zwei davon miteinander.

Es handelt sich bei diesen Sätzen um Beispiele, sodass du dir nach Belieben ähnliche Sätze ausdenken und Suggestionen formulieren kannst, die dich, basierend auf deiner aktuellen Situation, in einen Zustand der Ruhe und Entspannung versetzen.

Progressive Muskelentspannung

Hast du dir schon einmal die Frage gestellt, wieso du auf Stress unter anderem mit Kopfschmerzen oder Schmerzen im Nacken und Rücken reagierst? Der Grund dafür liegt darin, dass sich deine Muskeln in stressigen Situationen anspannen. Um dieser Anspannung und somit zugleich dem Stress entgegenzuwirken, findest du mit der sogenannten progressiven Muskelentspannung ein nützliches Mittel gegen stressige Situationen und lässt immer mehr Entspannung in dein Leben einziehen.

Das Ziel dieser Entspannungsmethode ist dasselbe wie das des autogenen Trainings. Der Unterschied zwischen diesen beiden Methoden besteht jedoch in der Herangehensweise: Denn während das autogene Training auf der mentalen Ebene ansetzt, befasst sich die progressive Muskelentspannung direkt mit dem Körper.

Um dich nach den Grundlagen der progressiven Muskelentspannung entspannen zu können, machst du es dir am besten liegend auf einem weichen Untergrund gemütlich und folgst anschließend den folgenden Schritten:

- Schließ deine Augen und atme so tief in deinen Bauch ein, dass er sich leicht wölbt. Dann atmest du wieder aus.
- Jetzt spannst du einzelne Muskelgruppen nach und nach an und lässt sie wieder locker. Starte am besten mit deinen Händen, indem du sie zu Fäusten ballst und die aufgebaute Spannung für circa zehn Sekunden hältst. Achte dabei darauf, stets normal weiterzuatmen.
- Genieß das Gefühl der Entspannung, sobald du die Spannung löst, und warte circa 30 Sekunden, bis du erneut Spannung erzeugst.

Wende diese Vorgehensweise circa zwei bis drei Mal für die unterschiedlichen Körperteile an:

- Hände anspannen
- Arme anspannen
- Zehen krümmen
- Beine strecken und anspannen

- Bauch einziehen und den Bauchnabel Richtung Boden ziehen
- Schultern hochziehen und versuchen, mit ihnen die Ohren zu berühren
- Augen zusammenkneifen
- Lippen aufeinanderpressen
- Kiefer anspannen

Ein Hobby als Therapie

Seit der Geburt deines Kindes dreht sich in der Regel alles um dein Kind, und du kannst dir gar nicht vorstellen, Zeit ohne es zu verbringen. Doch nach und nach wirst du feststellen, dass du dich nach ein paar Stunden ganz für dich sehnst und dir wünschst, ein bisschen Zeit mit dir alleine zu verbringen.

Ärzte, Psychologen und Gesundheitsexperten sind sich darüber einig, dass Ich-Zeit für Mütter einen sehr wichtigen Faktor bezüglich ihrer Achtsamkeit und Entspannung darstellt. Und nichts entspannt uns mehr, als das zu tun, was uns Spaß macht. Das heißt nicht, dass du mit deinem Kind keinen Spaß haben kannst. Doch bei der Beschäftigung mit deinem Hobby geht es einzig um dich.

Mit einem Hobby kannst du also nicht nur deinen stressigen Alltag ausgleichen, sondern die Zeit mit dir selbst genießen und im Sinne deiner körperlichen und emotionalen Gesundheit gestalten. Außerdem bringt das Nachgehen eines Hobbys die folgenden vorteilhaften Aspekte mit sich:

- Abschalten, indem du deine tägliche Routine unterbrichst
- Ausgleich, der dir dabei hilft, Nervosität, Stress und anderen negativen Gefühlen und Gemütszuständen vorzubeugen
- Förderung deiner Kreativität und deiner Disziplin
- Ablenkung von Problemen und negativen Gedanken
- Schaffen eines guten Gefühls durch die Glückshormone, die du dabei ausschüttest

Falls du also noch kein Hobby hast, suche dir eines und freu dich auf eine der schönsten Therapien der Welt. Alleine die Tatsache, dass du dir selbst Zeit schenkst und das machst, was dir Freude bereitet, ohne dich von Schuldgefühlen vereinnahmen zu lassen, ist eine sehr wertvolle und äußerst stärkende sowie wirkungsvolle Therapie für deinen Stressabbau, die Förderung deiner Achtsamkeit und das aktive Erleben von Entspannung.

Hilfe für Mütter bei Schmerzen

Viele Mütter haben mit unterschiedlichen Schmerzen zu kämpfen, denen sie häufig bereits mit kleinen nützlichen Tricks den Kampf ansagen können.

Vor allem bei leichten Kopfschmerzen kannst du dir unter Umständen mit den folgenden möglichen Mitteln helfen:

- Kopfschmerz ist oftmals ein Zeichen dafür, dass es deinem Körper an Wasser mangelt. Vielleicht passiert es dir in deinem Alltag als Mutter ab und zu, dass du vergisst zu essen. Doch was auf keinen Fall entstehen sollte, ist ein Mangel an Flüssigkeit. Achte aus diesem Grund darauf, ausreichend zu trinken. Sind die Kopfschmerzen ein Resultat mangelnder Flüssigkeitszufuhr, löst du das Problem, indem du genügend Wasser oder Tee trinkst.

- Selbst wenn während deines Einkaufs viel Obst und Gemüse in deinem Einkaufskorb gelandet sind, kannst du mit dem von mir vorgestellten Naturpräparat einfach und schnell für eine optimale Nährstoffversorgung sorgen und somit deinen Obst- und Gemüsekonsum ergänzen. Kontaktiere mich gerne, wenn du mehr darüber erfahren möchtest.
- Nutze reines Pfefferminzöl (reines ätherisches Öl ohne Zusätze) und verteile dieses sanft auf deiner Stirn, deinen Schläfen und gegebenenfalls in deinem Nacken. Entspanne dich für einen Moment und lass das Öl wirken, um die Schmerzen zu lindern.
- Mach mit deinem Kind oder auch alleine einen Spaziergang an der frischen Luft, oder, wenn du keine Lust hast hinauszugehen, öffne die Fenster und verbessere somit das Raumklima.
- Wusstest du, dass viele Schmerztabletten Koffein enthalten? Bevor du also auf solche Tabletten zurückgreifst, kannst du eine Tasse schwarzen Kaffee oder einen italienischen Espresso trinken und dich dabei zu einem kleinen Tagtraum hinreißen und so für einen Moment nach „bella Italia“ entführen lassen. Behalte dabei im Hinterkopf, dass Koffein bei einigen Menschen ab einer bestimmten Tageszeit negativ auf das Schlafverhalten einwirken kann. Gehörst du also zu den Menschen, die ab einer bestimmten Zeit keinen Kaffee mehr trinken können, solltest du darauf verzichten, da auch Schlafmangel nicht selten einen Grund für Kopfschmerzen darstellt.
- Führe Dehnungsübungen durch, die deinen Nacken entspannen. Da die Muskulatur des Nackens mit der des Kopfes verbunden ist, kann es durchaus passieren,

dass sich zu einem verspannten Nacken und den damit einhergehenden Schmerzen noch Kopfschmerzen gesellen.

Übungen gegen Nackenschmerzen

Du hast nun schon hilfreiche Tipps erhalten, die dir unter anderem im Kampf gegen Kopfschmerzen helfen können. Doch was machst du, wenn dich dein Nacken quält? In diesem Fall helfen dir ein paar gezielte Übungen:

Lösen der Anspannung

- Du setzt dich im Fersensitz auf den Boden oder machst es dir auf einem Stuhl bequem.
- Jetzt greifst du mit deiner linken Hand über deinen Kopf an die rechte Seite deiner Schädeldecke.
- Zieh deinen Kopf jetzt langsam nach links unten und achte dabei darauf, deinen Rücken gerade zu halten.
- Zieh deine rechte Schulter nach unten und halte diese Position für circa zwei Minuten, bevor du die Spannung wieder löst.
- Im Anschluss wiederholst du die Übung auf der anderen Seite.

Auflockern eines steifen Nackens

- Achte auf eine aufrechte Haltung deines Körpers entweder im Sitzen oder im Stehen.
- Nun greifst du mit beiden Händen an deinen Hinterkopf.

- Dann ziehst du das Kinn zur Brust und achtest darauf, die Körperhaltung aufrechtzuhalten und die Schultern dabei nicht zu weit nach oben zu ziehen.
- Halte diese Position für circa zweieinhalb Minuten.

Bekämpfen von Schmerzen im Schulter- und Nackenbereich

- Stell ich an eine Wand.
- Strecke rechten Arm parallel zum Boden aus und lege deine Handfläche an der Wand ab. Achte dabei darauf, dass deine Schulter die Wand direkt berührt.
- Dreh dich jetzt von der Wand weg und rotiere deinen Körper, so weit es geht, ohne dass deine Schulter den Kontakt zur Wand löst.
- Verharre für circa 30 Sekunden in dieser Position.
- Drück deine Hand und deinen Ellbogen für circa zehn Sekunden mit ganzer Kraft gegen die Wand und löse erst dann die Anspannung.
- Wiederhole diese Übung, aber platziere den Arm etwas höher. Anschließend kannst du die Übung auch mit dem anderen Arm durchführen.

Auflösen haltungsbedingter Nackenschmerzen

- Stell dich ganz gerade hin.
- Leg nun deinen Kopf in den Nacken und harre für circa zwei Minuten in dieser Position aus.
- Achte dabei darauf, dass sich dein Rücken in einer absolut geraden Haltung befindet.

Übungen gegen Rückenschmerzen

Genau wie Nackenschmerzen setzen uns Rückenschmerzen oft völlig außer Gefecht. Umso wichtiger ist es also auch für betroffene Mütter, eine Soforthilfe ir Form gewisser Übungen zur Hand zu haben, mit welchen sie die Schmerzen schnell und effektiv lindern können. Behalte dabei immer im Hinterkopf, dass dich diese Übungen vor allem bei leichten Beschwerden unterstützen können. Solltest du dich sehr beeinträchtigt fühlen, bietet es sich für dich an, dich direkt an ein Fachkraft zu wenden und dich von ihr beraten zu lassen.

Katzenbuckel machen

- Du bist im Vierfüßlerstand und dein Rücken bildet eine gerade Linie.
- Halte diese Position für circa vier Atemzüge, bevor du beim Ausatmen den Rücken zu einem Buckel formst. Achte darauf, deinen Bauchnabel einzuziehen und somit die Spannung zu erhöhen. Atme nun einmal tief ein.
- Beim Ausatmen löst du die Anspannung und kommst zurück in deine Ausgangsposition.
- Wiederhole dies ungefähr sechs Mal.

Hüftbeuger dehnen

- Du befindest dich in Rückenlage und ziehst eines deiner Beine in die Richtung deines Bauches, um das Knie mit deinen Händen zu umfassen.
- Leg das andere Bein gestreckt auf dem Boden ab und zieh die Zehen an.

- Währenddessen ziehst du dein angewinkeltes Bein noch weiter an deinen Körper heran.
- Während du die Übung durchführst, ist es wichtig, auf einen flachen Rücken zu achten und kein Hohlkreuz zu bilden.
- Wechsle nach einiger Zeit das Bein.

Rücken dehnen

- Begib dich in Rückenlage und leg deine Arme seitlich neben deinen Körper, während deine Handflächen auf den Boden zeigen.
- Zieh jetzt deine Beine an und achte darauf, sie im 90-Grad-Winkel nebeneinander aufzustellen.
- Atme aus und lass die Knie nach rechts absinken, ohne sie ruckartig fallen zu lassen. Der Rücken bleibt dabei ganz gerade auf dem Boden liegen und bewegt sich nicht mit den Beinen mit. Halte diese Position für ein paar Atemzüge und lass die Beine dann zur anderen Seite gleiten. Deine Knie müssen den Boden nicht berühren, doch wenn du es schaffst, kannst du deine Knie natürlich auf dem Boden ablegen.

Bei allen Übungen – sowohl bei den Übungen für den Nacken als auch für den Rücken – gilt:

Einen leichten Schmerz während des Durchführens der Übungen zu spüren, ist vollkommen normal. Achte jedoch stets darauf, es nicht zu übertreiben, und gehe vor allem niemals über deine Schmerzgrenze hinaus.

Gehe unbedingt zum Arzt, falls die Schmerzen nicht besser werden und, wenn du das Gefühl hast, dass die Übungen nicht wirklich helfen. In diesem Fall ist es wichtig, die Unterstützung durch eine Fachkraft zu bekommen, um die Beschwerden so schnell wie möglich lindern zu können.

Weitere Probleme und mögliche Lösungen

Neben den bereits genannten Problemen stoßen viele Mütter selbstverständlich noch auf weitere Herausforderungen. Doch auch für diese gibt es passende Lösungsvorschläge, die dir dabei helfen können, deinen Alltag zu erleichtern. Nachfolgend geht es um zwei häufig vorkommende Probleme in der Mutterschaft: Vergesslichkeit und Schlafprobleme. Doch vergiss nie, dass es für die meisten anderen Probleme ebenfalls Lösungen gibt. Gib daher nicht auf und unterschätze vor allem dich und deine Kraft nicht. Du bist unglaublich stark und wirst immer Lösungswege finden.

Die Sache mit der Vergesslichkeit

Sehr viele Mütter sind vergesslich, was meist mit der sogenannten Schwangerschafts- und der Stilldemenz zu tun hat. In vielen Fällen führen bestimmte Hormone zu dieser Vergesslichkeit, was natürlich auf der einen Seite nervig sein kann, auf der anderen Seite aber vollkommen normal und natürlich ist.

Um der Vergesslichkeit etwas entgegenzuwirken, können dir die folgenden Tipps helfen:

- Schreibe To-do-Listen.
- Ernähre dich gesund und ausgewogen, um Nährstoffmängel zu vermeiden.
- Nimm dir nicht zu viel vor und teile Aufgaben innerhalb der Mitglieder der Familie auf. In erster Linie geht es dabei um dich und um deinen Partner. Kinder, die bereits alt genug sind, um einige wenige Aufgaben im Haushalt zu übernehmen, können ebenfalls ein paar wenige Dinge übernehmen.

Zu guter Letzt ist es hilfreich, sich selbst manchmal nicht zu ernst zu nehmen, sondern mit Humor auf bestimmte Situationen zu reagieren: Die Schlüssel liegen im Eisfach. Ob du jetzt wütend oder aber mit Humor darauf reagierst, ändert an der Situation an sich nichts. Doch es ändert sehr viel daran, wie du mit ihr umgehst und wie du dich fühlst.

Schlafprobleme bei Mama und Kind

Ein guter und erholsamer Schlaf stellt eine Grundvoraussetzung für einen entspannten Alltag dar. Doch nicht immer fällt es uns bei den vielen Gedanken, dem gewaltigen Mental Load und möglichen Schuldgefühlen leicht, nachts zur Ruhe zu kommen oder durchzuschlafen.

Aus genau diesem Grund spielen die oben genannten Übungen bezüglich der Achtsamkeit für dich eine so bedeutsame Rolle. Weitere Tipps, die dir beim Ein- und Durchschlafen helfen können, sind unter anderem:

- das Aufsagen positiver Affirmationen

- das Hören von Musik oder Hörbüchern, die dir in den Schlaf helfen
- das Durchführen von Atemübungen

Doch nicht nur Mütter, sondern auch Kinder haben manchmal Probleme mit dem Schlafen. Das wirkt sich natürlich ebenfalls auf den Schlaf der Mütter aus. Umso wichtiger ist es also, dass auch die Kinder gut in den Schlaf finden und nachts durchschlafen können. Um dein Kind in seinem Schlafverhalten zu unterstützen, kannst du dich unter anderem an den folgenden Tipps und Tricks orientieren:

- Verhindere zu große Reizüberflutungen (vor allem bei kleinen Kindern können zu viele Reize zu einer Überforderung und daraus resultierend zu einem unruhigen Schlafverhalten führen).
- Etabliere Abendroutinen, die dein Kind auf das Einschlafen vorbereiten.
- Nimm unter Umständen ein Babyschlaf-Coaching in Anspruch, welches dir dabei hilft, dein Kind besser beim Einschlafen zu begleiten.
- Mach mit deinem Kind Yoga vor dem Einschlafen oder nimm es zum Einschlafen mit auf eine Traumreise. Lies ihm Mutmachgeschichten vor und ermuntere es, über seine Gefühle zu sprechen. Denn wenn dein Kind mit bestimmten Gedanken beschäftigt ist, führt das auch bei ihm dazu, dass es deutlich schlechter einschlafen kann.

SOS! – Maßnahmen für eine umgehende Stressreduktion

Du hast nun einiges über Stress gelernt und mehrere hilfreiche Übungen und Tipps mit auf den Weg bekommen, um dich in Achtsamkeit zu üben und somit dem Stress den Wind aus den Segeln zu nehmen. Doch manchmal hast du vielleicht trotzdem das Gefühl, dass der Druck einfach zu groß wird und zu viel Macht über dich hat, sodass du dir Sofortmaßnahmen wünschen würdest, die dir sofortige Erleichterung verschaffen und als Notventil den größten Druck aus deiner Situation nehmen.

Jeder Mensch reagiert anders auf Stress und findet ebenfalls auf andere Weise zu Entspannung. Aus diesem Grund dienen dir die folgenden Tipps zunächst als Orientierung.

Fühl in dich hinein, frage dich achtsam, was du fühlst und was dir in diesem Moment helfen kann, und finde dann deine ganz eigenen SOS-Maßnahmen, mit der du dem Stress den Kampf ansagen kannst:

- Mach einen Powernap. Das funktioniert vor allem mit einem Kind sehr gut – Mütter von zwei Kindern in unterschiedlichem Alter können diesen Tipp in der Regel nur umsetzen, wenn eines der beiden Kinder anderweitig beschäftigt ist oder betreut wird.
- Nobody is perfect – Am I nobody? Natürlich ist es schön, wenn die Dinge so laufen, wie du cir das vorstellst. Eine perfektionistische Einstellung allerdings führt sehr schnell zu Stress und verleitet dich zudem dazu, bestimmte Aufgaben nicht an andere abzugeben. Denn wenn andere diese Aufgaben für d ch übernehmen, machen sie es sowieso falsch, denkst du. Aus diesem Grund gibst du sie erst gar nicht ab, übernimmst dich und leidest unter einer großen Stressbelastung. Leg diese perfektionistische Einstellung ab, gib Aufgaben in andere Hände und mindere somit deine Stressbelastung und deinen Mental Load.
- Führe Atemübungen durch, wie du sie in dem entsprechenden Kapitel weiter oben – „Atme bewusst“ - bereits kennengelernt hast.
- Leg Wert auf gesunde Snacks, die dich mit wertvollen Nährstoffen versorgen.
- Sei einfach mal nicht erreichbar. Selbst wenn du dein Handy beiseitelegst, weißt du unterbewusst, dass es jederzeit klingeln kann, und das stresst dich. Mach es einfach einmal aus und sei für niemanden erreichbar.

- Gehe an die frische Luft und genieße den Aufenthalt im Freien mit deinem Kind. Solch ein Ausflug bietet sich gleichzeitig bestens an, um Achtsamkeitsübungen durchzuführen.
- Entleere deine To-do-Liste und frage dich, welche Punkte wirklich wichtig sind und tatsächlich die höchste Dringlichkeit haben.
- Vermeide Multitasking und konzentriere dich immer nur auf eine Sache.
- Plane deinen Haushalt und deinen Alltag, indem du To-do-Listen schreibst und einen Haushaltsplan erstellst. Sprich dich zudem mit deinem Partner ab und scheue dich nicht davor, Hilfe in Anspruch zu nehmen.
- Lerne, Nein zu sagen. Viele haben Probleme damit, Nein zu sagen, und nehmen somit viel zu viele Dinge, die sie eigentlich nicht machen wollen, auf sich. Lerne, dass es nichts Schlimmes ist, Nein zu sagen, und übe dich bewusst darin.
- Plane deinen Alltag nicht zu straff, sondern achte immer darauf, dir genug Puffer einzubauen. So verhinderst du zum einen zu viel Mental Load und zum anderen hetzt du somit nicht ständig total gestresst von einem Termin zum nächsten.
- Natürlich ist es angenehm, sich schön zu machen, doch zu welchem Preis? Damit du dann perfekt gestylt den Müll herunterbringen kannst? Trag lieber gemütliche Kleidung, in der du dich rundum wohlfühlst.
- Leg eine „Es ist, wie es ist“-Einstellung an den Tag und ergänze sie durch die Haltung „Es ist immer das, was ich daraus mache“. Denn dich über Dinge aufzuregen,

die du nicht ändern kannst, hat keinen Sinn. Arbeite stattdessen an deiner Einstellung und deinem Mindset und schaffe es so, Situationen lockerer zu sehen und dir nicht unnötig Stress zu machen.

- Schaffe ein Ordnungssystem in deinem Haushalt, das dir das Halten von Ordnung erleichtert und mit nur wenigen Handgriffen möglich macht.
- Bestell Dinge online. Sogar Supermärkte bieten uns heute die Möglichkeit, Einkäufe online zu tätigen, um sich so nicht ständig in den Supermarkt begeben zu müssen. So sparst du viel Zeit und Aufwand. Unter Umständen kannst du durch bestimmte Spar-Abos dabei sogar noch Geld sparen.
- Gehe früh schlafen. Dieser Tipp ist jedoch nicht immer so leicht umzusetzen. Denn viele Mütter finden in ihrem stressigen Alltag selten Momente der Ruhe und nutzen aus diesem Grund den Abend – wenn das Kind schläft – für sich. Umso wichtiger ist es, dass du dir die oberen Kapitel zu Herzen nimmst und dir in deinem Alltag bewusst Oasen der Ruhe und der Entspannung nur für dich schaffst.
- Hör deine Lieblingsmusik, singe und tanze.
- Mach einen Spaziergang mit deinem Kind und nutze diese Zeit, um Achtsamkeits- und Meditationsübungen durchzuführen. Diese Momente bieten sich ebenfalls bestens an, um dich im positiven Denken zu üben und Affirmationen zu festigen.
- Nimm ein Bad und entspanne dich entweder bei einem Hörbuch, einem Buch, deiner Lieblingsmusik, einer Serie oder einfach bei Kerzenschein und einem Glas Wein.

- Nutze täglich die Kraft der Natur und versorge deinen Körper somit auf schnelle und unkomplizierte Weise optimal mit allen Nähr- und Vitalstoffen, die er bei Stress ganz besonders braucht. Kontaktiere mich gerne, wenn du dir deinen Alltag mit diesem Naturpräparat erleichtern möchtest.

Schwitz den Stress weg - Sport zur Stressbewältigung

Kennst du das angenehme Gefühl, das sich im gesamten Körper ausbreitet, wenn man Sport gemacht hat? Es scheint sich dann nämlich alles sehr viel leichter und schöner anzufühlen, was unter anderem daran liegt, dass sich dein Körper nun entspannt und Glückshormone ausgeschüttet werden.

Somit gilt Sport nicht umsonst als äußerst effektiver und vor allem sehr beliebter Stresskiller, der dir eben nicht nur physisch, sondern auch mental guttut. Sport, der sich besonders gut für Mütter anbietet, die stillen oder gerade eine Geburt hinter sich haben (unabhängig davon, ob Kaiserschnitt oder natürliche Geburt), ist Yoga. Denn Yoga ist so vielseitig, dass diese Sportart für jeden in jeglicher Situation die passenden Übungen parat hat.

Mütter, die ein kleines Baby zu Hause haben, können vor allem durch:

- Rückbildungskurse
- Yoga
- Schwimmen
- Spazierengehen

Bewegung in ihren Alltag integrieren.

Mütter, deren Kinder bereits älter sind, können dieselben Sportarten durchführen, aber genauso gut wieder anfangen, sich körperlich mehr zu beanspruchen und somit zu springen, zu heben und andere anstrengendere Bewegungen durchzuführen – all diese Bewegungen sollten Mütter, die gerade eine Geburt hinter sich haben, auf jeden Fall vermeiden. Denn nach der Geburt braucht der Körper Zeit, um wieder in seinen alten Zustand zurückzufinden und sich von der Schwangerschaft sowie von der Geburt zu erholen.

Mit älteren Kindern kannst du außerdem Bewegungsspiele durchführen, zum Beispiel Fangen spielen und durch den Garten toben. Wie wäre es mit dem Kauf eines Trampolins, auf dem die gesamte Familie zusammen Spaß haben kann? Es gibt viele Möglichkeiten, dich gemeinsam mit deinem Kind zu bewegen und somit Sport spielerisch und mit viel Spaß in den Alltag einzubauen. Behalte dabei überdies im Hinterkopf, dass du für dein Kind eine enorm wichtige Vorbildfunktion einnimmst. Je mehr du deinem Kind Sport mit Begeisterung und Spaß vorlebst, umso selbstverständlicher wird es auch in seinem weiteren Leben Bewegung und Sport genießen.

Mütter, die keine Zeit für Sport haben, bewegen sich in der Regel bereits in ihrem Alltag sehr viel. Hast du schon einmal bewusst wahrgenommen, wie viel du dich eigentlich wirklich täglich bewegst? Leg dir doch einmal eine Fitnessuhr um dein Handgelenk und lass dir von dieser festhalten, wie viel du dich jeden Tag bewegst. Du wirst überrascht sein, wie viele Schritte sich im stressigen Alltag einer Mutter ansammeln. Du musst dich also nicht zwingend in ein Sportoutfit werfen und dich in einem Sportkurs einschreiben, um dich sportlich betätigen zu können.

Manchmal nimmt dich darüber hinaus dein Dasein als Mutter verständlicherweise so sehr ein, dass du das Gefühl hast, kaum noch Kraft für Sport zu haben. In diesem Fall braucht dein Körper einfach Ruhe, und die Bewältigung deines Stresses sowie deine Achtsamkeitspraxis genießen die höchste Priorität.

Je mehr Stress du aus deinem Alltag streichst und je mehr du Achtsamkeit in dein Leben integrierst, umso mehr wirst du zu Kraft und Bewusstsein finden. Du wirst merken, wie dein Körper und dein Geist aufatmen und wie du mehr Zeit für dich haben wirst. Diese Zeit kannst du dann, wenn du möchtest, nutzen, um Sport zu treiben.

Behalte dabei im Hinterkopf, dass die Bewegung in erster Linie deinem physischen und psychischen Wohlbefinden dienen soll. Dass sich Sport außerdem positiv auf dein Erscheinungsbild auswirken kann, ist ein toller Nebeneffekt, steht im Rahmen der Stressbewältigung allerdings nicht im Vordergrund.

Kümmere dich um dich selbst und übe dich in Selbstfürsorge

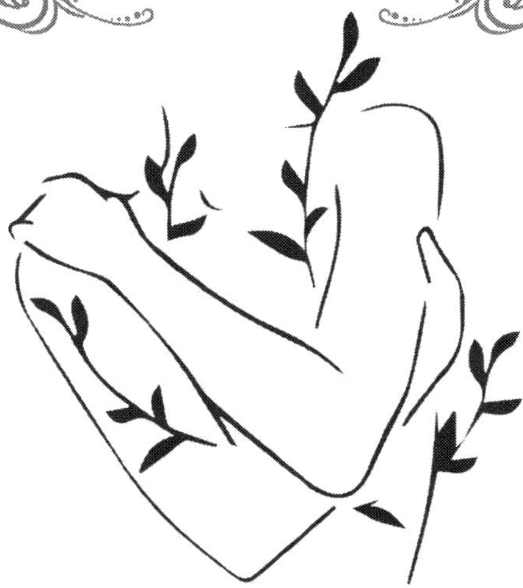

Je mehr du dir die Hinweise aus diesem Buch zu Herzen nimmst und Achtsamkeit aktiv in dein Leben einbaust, umso mehr kannst du dich mit dir selbst, deinen Wünschen und deinen Bedürfnissen beschäftigen und dich somit auch um dich kümmern.

Durch mehr achtsame Momente in deinem Leben fällt es dir leichter, dich mit deinen Sehnsüchten und Anliegen wahrzunehmen und die Schuldgefühle, die sich so häufig bei Müttern breitmachen, ziehen zu lassen, weil du weißt, dass du keine schlechte Mutter bist, wenn du dich um dich selbst kümmerst und dir Zeit für dich und dein Wohlbefinden einräumst.

Was ist Selbstfürsorge überhaupt?

Eine Frage, die durchaus aufkommen kann, wenn du in den Kontakt mit dem Begriff der Selbstfürsorge kommst, ist, was du dir konkret darunter vorstellen sollst. Im Grunde genommen handelt es sich dabei um nichts anderes als um gelebte Achtsamkeit. Wenn du dir mit Fürsorge begegnest, behandelst du dich mit Freundlichkeit, mit Verständnis und mit Mitgefühl.

Du bist folglich achtsam und geduldig mit dir, überforderst dich nicht und nimmst dich mit all deinen Bedürfnissen und deinen Gefühlen wahr. Du übergehst dich nicht, setzt dich nicht an die letzte Stelle auf der Liste deiner Prioritäten, sondern lernst, selbstbewusst auf dem roten Teppich zu laufen und unter dem Licht der Scheinwerfer zu strahlen. Du bist wichtig. Du verdienst Fürsorge. Du verdienst Achtsamkeit und Verständnis!

Zudem bedeutet Selbstfürsorge, dich mit deinen Gefühlen und Gedanken zu beschäftigen und diese so zu handhaben, dass du negative Gedanken zu positiven Aussagen umwandeln kannst und negative Gefühle nicht mehr unterdrückst, sondern sie annimmst und dann ziehen lässt. Du trittst dir mit Respekt gegenüber und gestaltest deinen Alltag und dein Leben so, dass du dich wohlfühlst und nicht einfach unbewusst vor dich hin lebst. Du überlebst nicht, sondern du lebst. Du existierst nicht einfach nur irgendwo auf der Bühne deines Lebens, sondern du spielst die Hauptrolle.

So sieht Selbstfürsorge im Alltag aus

Wie beim Entwickeln von Achtsamkeit und der Stressbewältigung handelt es sich auch beim aktiven Umsetzen von Selbstfürsorge um eine Reise, die du langsam angehst und Schritt für Schritt tätigst. Du startest nicht heute, um morgen an deinem Ziel anzukommen, sondern du erreichst dein Ziel mit vielen kleinen Meilensteinen. Jeden Tag darfst du etwas Neues über dich lernen und somit immer mehr zu dir selbst, deinen tiefsten Wünschen, Träumen und Bedürfnissen finden.

Je mehr du dich mit Achtsamkeit, der Stressbewältigung und der Selbstfürsorge beschäftigst, umso mehr wirst du feststellen, was du wirklich möchtest, was du brauchst und wie du dein Leben gestalten möchtest. Um dir beim Finden dieser Erkenntnisse zu helfen, findest du hier ein paar nützliche Tipps:

- Achte auf deine Bedürfnisse und deine Wünsche. Stress und Unwohlsein machen sich in der Regel oft dann breit, wenn du deine eigenen Interessen und Anliegen übergehst. Nimm diese negativen Gefühle also als Anlass, um für einen Moment innezuhalten und dich zu fragen, was du fühlst, warum du so fühlst und was du jetzt bräuchtest, um dich besser zu fühlen.

- Finde heraus, welche Grenzen du hast, respektiere sie und steh für sie ein. Dieser Punkt fällt insbesondere vielen Müttern im ersten Moment sehr schwer. Denn am liebsten würden sie alles in ihrer Macht Stehende tun, um ihren Kindern jeden Wunsch zu erfüllen. Du kannst nicht Nein sagen? Es fällt dir schwer, Leuten einen Wunsch abzuschlagen? Frage dich an dieser Stelle, zu welchem Preis du das machst. Ist ein nicht aufrichtig gemeintes Ja besser als ein ehrliches Nein? Lerne deine Grenzen kennen. Fühl in dich hinein und frage dich, wo diese liegen, um dann selbstbewusst für sie einzustehen.
- Hör auf, dich ständig selbst zu kritisieren. Du musst nicht perfekt sein. Kein Mensch ist perfekt. Und in den Augen deiner Kinder bist du sowieso die beste Mama, die sie sich nur wünschen können. Würdest du deiner besten Freundin die Ausdrücke an den Kopf werfen, die du teilweise ganz nebenbei zu dir selbst sagst? Wahrscheinlich nicht. Warum gehst du so gemein mit dir selbst um? Wieso machst du dich klein? Du bist so wertvoll und so unendlich liebenswert. Schenke dir Liebe und Respekt und mach dich nicht klein. Du bist stark und kraftvoll!
- Wann hast du das letzte Mal etwas gemacht, was dir wirklich Freude bereitet hat? Viele Mütter fühlen sich dazu verpflichtet, auf diese Frage zwangsläufig zu antworten, dass es die Zeit mit ihren Kindern war. Natürlich ist es schön, das Kuscheln mit deinem Kind

zu genießen, ihm beim Schlafen zuzusehen und mit ihm zu spielen. Doch es ist vollkommen legitim, auch ohne dein Kind Spaß zu haben und an Dingen Freude zu empfinden, in welche es nicht involviert ist. Du bist keine schlechte Mama, wenn du ohne dein Kind Spaß hast. Um genau zu sein, ist das sogar die Grundlage für eine gute und gesunde Beziehung. Eine dauerhafte Abhängigkeit, bei welcher du einzig und allein mit deinem Kind Freude verspüren kannst, ist weder für dich noch für dein Kind gesund. Selbstverständlich macht dich dein Kind glücklich, doch es ist nicht auf der Welt, um dich glücklich zu machen. Finde Dinge, die dir Spaß machen und Freude bereiten, und räume dir Momente in deinem Alltag ein, um diese Dinge zu genießen. Finde neue Hobbys, triff Freunde, mach einen Bummel durch die Stadt. Ganz egal, was dich glücklich macht: Räume dir ausreichend Zeit dafür ein.

- Wer bin ich? Hast du dir diese Frage schon einmal bewusst gestellt? Im ersten Moment mag diese Frage etwas merkwürdig klingen. Denn natürlich weißt du, wer du bist. Du kennst deinen Namen, dein Alter und deine Augenfarbe. Doch wer bist du hinter diesen Oberflächlichkeiten? Was fühlst du? Was wünschst du dir? Was magst du, was nicht? Was macht dir Angst? Was sind deine Ziele? Welche Bedürfnisse hast du? Kennst du dich wirklich? Um dich im Rahmen der Selbstfürsorge noch besser kennenlernen zu können, kann dir das Führen eines Tagebuches helfen. Nimm dir einmal am Tag Zeit, um dort hineinzuschreiben und dabei wirklich ehrlich zu dir zu sein. Das Tagebuch ist nur für dich gedacht. Du musst keine Rolle spielen und niemanden davon überzeugen, dass dein Leben perfekt ist. Sei ehrlich und offen und komme dir somit immer mehr selbst auf die Spur.

- Gönn dir Pausen in deinem Alltag. Du musst nicht durchpowern, sondern darfst und solltest dir zwischendurch Zeit für dich nehmen. Mach dir eine Tasse Tee oder einen Kaffee, gehe ein paar Schritte an der frischen Luft, hör etwas Musik oder schließ für einen Moment die Augen.
- Übe dich im regelmäßigen Einprägen positiver Affirmationen und führe bestärkende Selbstgespräche, um ein positives und optimistisches Mindset zu etablieren.
- Nimm deine Gefühle ernst und unterdrück sie nicht. Deine Gefühle sind ein essenzieller Teil deines wahren Ichs. Um dich um dich selbst kümmern zu können, musst du zunächst einmal wissen, was du tatsächlich fühlst. Spüre daher regelmäßig in dich hinein. Unterdrück deine Gefühle nicht, sondern lass sie zu. Suche nach ihrem Auslöser und lerne, wie du auf gesunde Art und Weise mit ihnen umgehen kannst.

Baue diese Tipps in deinen Alltag ein und gib dich nicht mit einer Tasse Tee oder einem warmen Bad zufrieden. Zwar können sie ein schöner Teil von Selbstfürsorge sein, gehen aber nicht tief genug. Denn wahre Selbstfürsorge bedeutet, dich selbst kennenzulernen, eine positive und gesunde Beziehung zu dir aufzubauen, dich mit deinen Wünschen, Gefühlen und Bedürfnissen zu sehen und dich vor allem aufmerksam um dich selbst zu kümmern.

Selbstfürsorge to go - Beispielplan für eine Woche

Für jeden von uns sieht Selbstfürsorge anders aus. Aus diesem Grund ist es so entscheidend, dir immer wieder vor Augen zu führen, dass es sich bei den Tipps und Hinweisen aus diesem Buch um eine reine Orientierung handelt. Dieses Buch hilft dir dabei, dich selbst wieder mehr als eigenständige Person zu sehen und dich nicht mehr nur über dein Mutterdasein zu definieren. Es stützt dich auf deinem Weg zu dir selbst und öffnet dir die Augen bezüglich der Wahrnehmung und Erfüllung deiner Wünsche und deiner Bedürfnisse. Doch alleine du weißt, welche Wünsche, Bedürfnisse und Gefühle du tatsächlich hast.

Je achtsamer du mit dir umgehst, desto eher wirst du herausfinden können, was Selbstfürsorge für dich bedeutet. Doch um einen Anfang zu wagen und die ersten Schritte gehen zu können, kannst du dich von dem nachfolgenden Plan inspirieren lassen, der dir aufzeigt, wie Selbstfürsorge im stressigen Alltag als Mama aussehen kann. Dieser Plan ist nicht sonderlich detailliert ausgeführt worden, weil jede Mutter und Familie ihren jeweils eigenen Rhythmus hat. Niemand kann dir vorschreiben, wie du deinen Tag strukturieren musst. Das liegt in deiner Hand und niemand sollte versuchen, dir vorzuschreiben, wie du deine Achtsamkeitspraxis am besten in dein Leben integrieren solltest. Denn der Sinn des regelmäßigen Innehaltens und Achtsamseins besteht schließlich nicht darin, dir noch mehr Stress zu machen. Jeder Tagesablauf hat seine Berechtigung. Nutze diesen Plan deshalb lediglich als Orientierung und baue die Übungen und Tipps so in deinen Alltag ein, wie es sich für dich gut anfühlt.

Montag:

- Mach dir eine Tasse Tee.
- Schreibe am Abend Tagebuch.
- Halte inne und frage dich, wie es dir geht und was du fühlst.

Dienstag:

- Mach etwas, das dir Freude bereitet.
- Frage dich, bevor du Ja zu etwas sagst, ob dies deine Grenzen überschreitet.
- Gehe für einen Moment an die frische Luft und mach eine Achtsamkeitsübung.

Mittwoch:

- Übe dich in positiven Affirmationen.
- Mach eine Pause, die du nutzt, um eine Tasse Kaffee (oder Tee) bewusst zu genießen oder Dehnungsübungen zu machen.
- Schreibe Tagebuch.

Donnerstag:

- Stell dich vor den Spiegel und zähle auf, was du an dir schön findest.

- Frage dich, was du fühlst und welches Bedürfnis du gerade hast.
- Überlege, ob du heute deine persönlichen Grenzen missachtet hast.

Freitag:

- Nimm dir einen Moment nur für dich und genieße diese Pause.
- Schreibe Tagebuch.
- Sage Nein, wenn du eigentlich mit einem Ja deine persönlichen Grenzen überschritten hättest.

Samstag:

- Mach etwas, das dir Freude bereitet.
- Lächle dein Spiegelbild an und sage dir, was du an dir liebst.
- Übe dich in positiven Affirmationen.

Sonntag:

- Lass die Woche Revue passieren:
- Hast du deine Grenzen respektiert?
- Hast du auf deine Gefühle und Bedürfnisse geachtet?
- Hast du dich in deiner Selbstkritik gebremst?
- Hast du dich in positiven Affirmationen geübt?
- Hast du dir Pausen genommen und sie genossen?

- Hast du die Momente, in denen du Dinge gemacht hast, die dir Freude bereiten, bewusst und intensiv genossen?
- Setz dir neue Ziele für die kommende Woche.

Früher oder später wirst du merken, dass es dir immer leichter fallen wird, diese Übungen für mehr Selbstfürsorge in deinen Alltag einfließen zu lassen. Du wirst des Weiteren automatisch öfter deine Grenzen respektieren, besser mit deinen Gefühlen umgehen können und wie selbstverständlich Pausen in deinen Alltag einplanen. Wie gesagt – es handelt sich um einen längeren Prozess und um eine Reise, auf der du nach und nach immer mehr Stress aus deinem Rucksack packst. Es ist eine Reise, auf der du lernst, dir das richtige Schuhwerk anzuziehen, Hindernisse und Herausforderungen als Chance zu sehen und Umwege mit anderen Augen zu betrachten.

Du begibst dich auf eine Reise, auf der du immer wieder Meilensteine erreichst und dich Schritt für Schritt immer mehr der Achtsamkeit, Gelassenheit und Ausgeglichenheit näherst. Dabei darfst du jederzeit Hilfe in Anspruch nehmen. Wenn du also einen Stock brauchst, um dich abzustützen und mehr Halt zu finden – nutze ihn. Nutze ebenso den Felsen, der dir im Weg liegt, um dich auf ihm auszuruhen.

Nimm all die Hilfe an, die du bekommen kannst und die dir zuspricht. Möglicherweise findest du zudem durch mein empfohlenes Naturpräparat Hilfe und kannst dir dadurch deinen Alltag etwas erleichtern. Kontaktiere mich dafür gerne unter **info@ariane-habel.de**, um dir zusätzlich das wirksame Präparat in deinen Rucksack zu packen. So kannst du deinen Körper täglich schnell und zuverlässig mit allen essenziellen Vitaminen und Spurenelementen optimal versorgen. Denn sobald die Rahmenbedingungen stimmen, kannst du diese Reise direkt viel mehr genießen.

Schlusswort

Nun hast du viel über Achtsamkeit und Stress gelernt. Du hast nützliches Wissen gesammelt, das dir dabei helfen wird, deinen stressigen Alltag als Mutter zu entschleunigen, dir etwas Druck zu nehmen und mehr Achtsamkeit, Selbstfürsorge und Selbstliebe zu entwickeln.

Du bist eine wundervolle, starke Mutter, die natürlich nur das Beste für ihre Kinder möchte. Behalte in diesem Zusammenhang zugleich stets im Hinterkopf, dass deine Kinder nicht etwa eine Mutter wollen, die ihnen jeden Wunsch von den Lippen abliest und sich vollkommen für sie aufgibt, sondern sie möchten, dass es dir gut geht und dass du mit Verständnis und Geduld auf sie eingehen kannst.

Das ist dir allerdings nur möglich, wenn du dich regelmäßig entspannst, dich um dich selbst kümmerst und dich nicht erschöpft von Tag zu Tag hangelst, weil du dir selbst nie die Möglichkeit gibst, deine Energiespeicher wieder aufzufüllen.

Erinnere dich darüber hinaus daran, dass du für deine Kinder eine sehr wichtige Vorbildfunktion erfüllst und sie viele Dinge von dir lernen. Sie lernen dabei weniger, was du ihnen sagst, sondern sie saugen vielmehr dein Verhalten auf und imitieren es. Lebe ihnen Selbstliebe, Selbstfürsorge und Achtsamkeit vor und gib ihnen somit die besten Voraussetzungen mit auf den Weg, die sie brauchen, um zu selbstbestimmten, sich selbst liebenden Menschen heranzuwachsen, die ihre Wünsche, Bedürfnisse und Gefühle wahrnehmen und sich nicht aufopfern und übergehen.

Setz dich für deine Grenzen ein, lerne deine Gefühle kennen und kümmere dich um dich selbst und um dein Glück. Ja – dein größtes Glück mag dein Dasein als Mama sein, doch du musst dich nicht alleine über deine Kinder definieren. Du darfst eigene Hobbys haben, du darfst ohne deine Kinder Spaß haben, du darfst dir Zeit für dich nehmen und du darfst dich um dich selbst kümmern. All das macht dich keinesfalls zu einer schlechten Mutter, sondern vielmehr zu einer Person, die für sich sorgen kann und eine positive Einstellung entwickelt und zudem mit viel mehr Geduld und Achtsamkeit ihrer Rolle als Mutter nachkommen kann.

Nimm dein Leben in die Hand, achte auf dich und genieße dein Dasein als Mutter und Mensch achtsam mit Berücksichtigung deiner Gefühle und Interessen. Sicherlich trägst du als Mutter die Verantwortung für dein Kind, doch das heißt nicht, dass du die Verantwortung, die du gleichzeitig für dich selbst trägst, einfach unter den Tisch fallen lassen solltest. Mit etwas Organisation, Zusammenarbeit und Hilfe kannst du deinen Alltag organisieren, deine To-do-Liste reduzieren und somit sehr viel Stress und Druck von vornherein vermeiden.

Begib dich auf diese spannende Reise hin zu mehr Achtsamkeit und Stressbewältigung, nimm deine Gefühle an, gönn dir Pausen und behandle dich stets mit Liebe und Respekt. Nicht nur deine Kinder verdienen alles Glück der Welt – auch du verdienst es und solltest jeden Tag dafür einstehen. Denn du bist der wichtigste Mensch in deinem Leben, der sich nicht vom ersten Platz drängen lassen sollte. Natürlich darfst du dir den ersten Platz mit deinem Kind teilen, doch du musst dich nicht selbst an die letzte Stelle setzen oder dich völlig aufopfern.

Liebe dich.

Respektiere dich.

Gehe achtsam mit dir um.

Kümmere dich um dich selbst.

Nimm dich mit deinen Gefühlen und deinen Bedürfnissen wahr.

Lerne dich kennen und gesteh dir ein, dass du eine wirklich coole, supertolle Mama bist, die stets ihr Bestes gibt und in den Augen ihres Kindes jeden Tag die Medaille als „beste Mama der Welt“ verdient hat. Einfach nur, weil du du bist.

Du bist genug. Du musst nichts beweisen und du musst dir nichts verdienen. Nicht nur als Mama, sondern bereits als Mensch besitzt du einen unendlich großen Wert und verdienst es, mit Liebe und Respekt behandelt zu werden – in erster Linie von dir selbst.

Quellenangabe

https://www.einfachganzleben.de/gesundheit-ernaehrung/stress-naehrstoffmangel#:~:text=Eine%20abwechslungsreiche%20und%20ausgewogene%20Ern%C3%A4hrung,Blutzuckers%20bei%20Stress%20messbar%20betroffen

https://www.prinz-sportlich.de/magazin/gesunde-snacks/

https://www.edutrainment-company.com/die-7-saeulen-der-achtsamkeit/

https://www.kirche-im-swr.de/?page=beitraege&id=25808

https://www.klarafuchs.com/negative-gefuehle/

https://mobil-krankenkasse.de/wissen-gesundheit/magazin/04-2018/negativen-gefuehlen-einen-sinn-geben.html

https://breifreibaby.de/achtsamkeit-gelassenheit-als-mama/#:~:text=Mit%20Deinem%20Baby%20kannst%20Du,sich%20gemeinsam%20in%20Ruhe%20kennenzulernen

https://blog.sigikid.de/achtsamkeit-fuer-muetter-7-tipps-und-3-praktische-uebungen-2473/

https://coachinglovers.com/die-besten-achtsamkeitsuebungen/

https://mein-seelenstein.de/die-7-saeulen-der-achtsamkeit

https://www.edutrainment-company.com/die-7-saeulen-der-achtsamkeit/

https://www.einfachganzleben.de/gesundheit-ernaehrung/stress-naehrstoffmangel#:~:text=Bei%20Stress%20steigt%20die%20Stoffwechselleistung&text=Die%20anti%2Doxidativen%20Schutzsysteme%20werden,dauerhaften%20Stress%20vermehrt%20verbraucht%20werden

https://diekleinebotin.at/wertvolle-affirmationen/#:~:text=Affirmationen%2DPosterHerunterladen-,10%20Affirmationen%20f%C3%BCr%20mich%20als%20Mama,auch%20meine%20Liebsten%20das%20tun

https://www.fraufreigeist.de/glaubenssaetze-11-affirmationen-fuer-positives-mamamindset/

https://utopia.de/ratgeber/positiv-denken-wie-du-es-lernst-und-negative-gedanken-los-wirst/

https://coachinglovers.com/coaching-tool/negative-glaubenssaetze/

https://coachinglovers.com/coaching-tool/mbsr-mindfulness-based-stress-reduction/

https://www.institut-fuer-achtsamkeit.de/leistungsspektrum/mbsr/was-ist-mbsr

https://www.natuerliche-hilfe-bei-stress.de/hilfe-gegen-stress-symptome/ernaehrung/

https://www.momentsfor.me/einfache-meditationsuebungen-fuer-jeden/#:~:text=Setze%20dich%20in%20einer%20entspannten,passiert%3A%20Wie%20dein%20Herz%20schl%C3%A4gt

https://www.netdoktor.de/therapien/achtsamkeitsuebungen/body-scan/#:~:text=Legen%20Sie%20die%20Arme%20seitlich,einige%20Minuten%20auf%20Ihre%20Atmung

https://coachinglovers.com/coaching-tool/autogenes-training/

https://coachinglovers.com/coaching-tool/progressive-muskelent spannung/

https://gedankenwelt.de/ein-hobby-ist-die-beste-therapie/

https://www.aok.de/pk/magazin/koerper-psyche/gehirn-nerven/was-hilft-gegen-kopfschmerzen/

https://www.thermacare.de/schmerzen/nackenschmerzen/was-tun/ uebungen

https://www.aok.de/pk/magazin/sport/rueckentraining/5-effektive-uebungen-gegen-rueckenschmerzen/

https://www.mobilesport.ch/erwachsenensport/stressmanagement-bewegung-als-stresskiller/

https://www.doppelherz.de/schwangerschaft-special/geburt/kaiser schnitt/sport-nach-kaiserschnitt

https://www.real-markt.de/meine-familie/sport-mit-baby-tolle-uebungen -und-sportarten-fuer-muetter/

https://www.gluecksdetektiv.de/selbstfuersorge/

https://www.dge.de/wissenschaft/weitere-publikationen/fachinforma tionen/bedeutung-von-obst-und-gemuese-in-der-ernaehrung-des-menschen/

Impressum

Originalausgabe
Erste Auflage 2022

Satz und Layout: Danileoart, www.danileoart.com

Printed in Germany
by Amazon Distribution
GmbH, Leipzig

26653456R00106